FELDENKRAIS

Bewegung –
ein Weg zum Selbst.
Einführung
in die Methode.

Anna Triebel-Thome

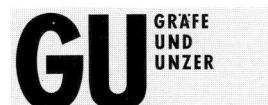

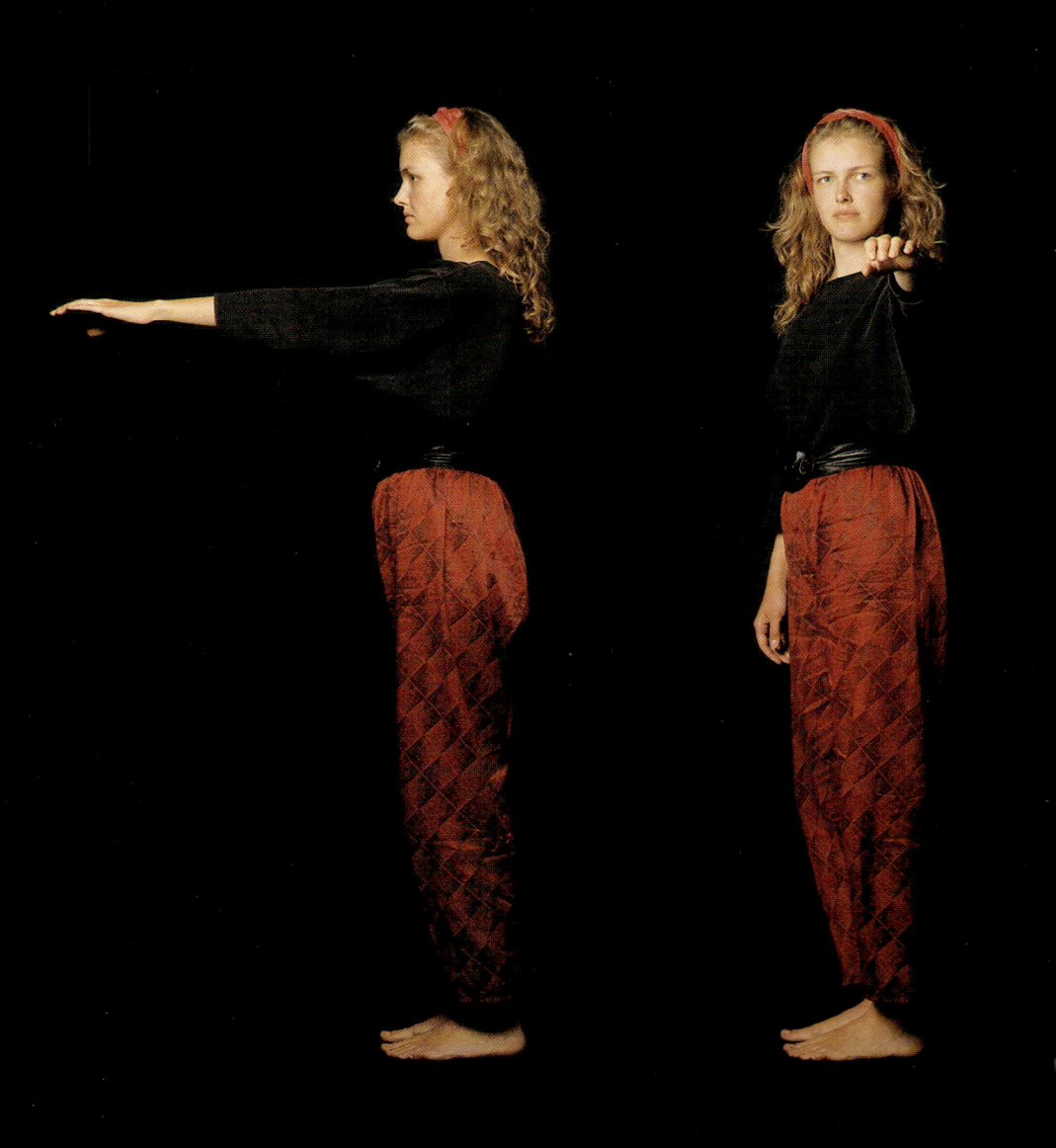

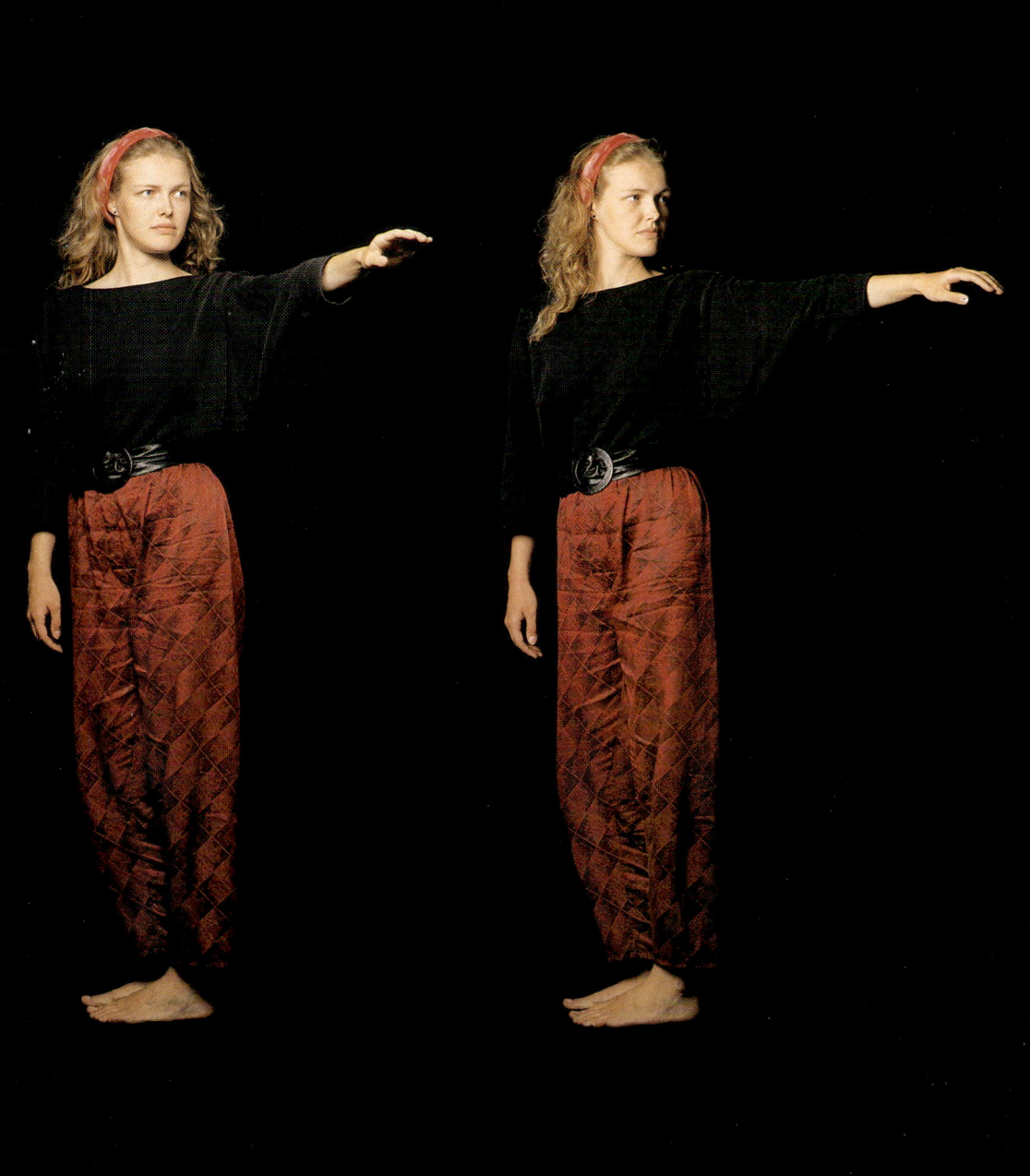

Die Deutsche Bibliothek –
CIP-Einheitsaufnahme

Triebel-Thome, Anna:
Feldenkrais: Bewegung – ein Weg zum Selbst; Einführung in die Methode/Anna Triebel-Thome. – 3. Aufl. – München: Gräfe und Unzer, 1991
(Ganzheitlich leben)
ISBN 3-7742-5239-4

3. Auflage 1991
© 1989 Gräfe und Unzer GmbH, München.
Alle Rechte vorbehalten. Nachdruck, auch auszugsweise, sowie Verbreitung durch Film, Funk und Fernsehen, durch fotomechanische Wiedergabe, Tonträger und Datenverarbeitungssysteme jeder Art nur mit schriftlicher Genehmigung des Verlages.
Redaktion:
Doris Schimmelpfennig-Funke
Layout: Ludwig Kaiser
Typografie und Herstellung:
Robert Gigler
Fotos: Christophe Schneider; Gruner und Jahr, München
(Seite 12 und 29)
Umschlaggestaltung:
Heinz Kraxenberger, Ludwig Kaiser
Reproduktionen:
Oestreicher & Wagner GmbH
Satz und Umbruch: DTP
Ludwig Kaiser, Andreas Hubert
Druck: Eberl GmbH
Bindung: Franz Kraus
ISBN 3-7742-5239-4

Anna Triebel-Thome,
Studium der Pädagogik.
1975 erste Begegnung mit Moshé Feldenkrais. Ausbildung bei ihm in seinen Methoden *Bewußtheit durch Bewegung* und *Funktionale Integration*.
Dozentin für Körper- und Bewegungsbildung an der Hochschule der Künste, Berlin, im Studiengang »Schauspiel«; freie Unterrichtspraxis.

Hinweis
Dieses Buch wendet sich an physisch und psychisch gesunde Leser. Haben Sie diesbezüglich irgendwelche Zweifel oder sind Sie in ärztlicher Behandlung oder in einer Therapie, so besprechen Sie sich bitte mit Ihrem Arzt oder Therapeuten. In jedem Fall müssen Sie in eigener Verantwortlichkeit entscheiden, ob und inwieweit dieses Buch Ihnen eine Möglichkeit bietet, Ihr physisches oder psychisches Wohlbefinden zu heben.

Inhalt

7 Beweglich sein mit Körper, Geist und Seele
7 Über Bewegungs- und Lebensmuster
8 Über die Feldenkrais-Arbeit
9 Über das Lernen

13 Bewegen lernen – leben lernen
14 Eigenmaß und Fremdmaß
15 Sich bewegen, um zu lernen?
16 Bewegungsmuster sind Lebensmuster
17 Das Selbst-Bild, nach dem wir leben
17 Sich angemessen bewegen
18 Überflüssiges erkennen
18 Vergleichen lernen
18 Den eigenen Standpunkt finden
19 Lernen als lebenswichtig erfahren
20 Natürlichkeit – was ist das eigentlich?
21 Die Freiheit, wählen zu können
22 Fehler – Erweiterung unseres Könnens
22 Das Wissen um unsere Fähigkeiten
24 Veränderung durch Wissen
25 Vermögen und Behinderung
26 Lernen wollen, lernen können
27 Still werden

30 Lektion 1: Das eigene Gewicht spüren – sich selbst spüren
32 Alte Muster für neue Situationen?
33 Produzierte und gelebte Bewegung
34 Spannung – Entspannung
34 Wie wir mit der Schwerkraft umgehen
35 Wechselspiel Tun und Nicht-Tun

36 Lektion 2: Sich drehen und die Welt wahrnehmen
36 Auf die Qualität der Bewegung achten
37 Scheuklappen erkennen
38 Überflüssige Spannung macht alles schwieriger
38 Vertrautwerden mit der Aufmerksamkeit
40 Verändertes Körperbild – verändertes Ich-Bild
40 Spüren von Unterschieden verhilft zu mehr Bewußtheit

42 Lektion 3: Die Kraft der Vorstellung
44 Der Fantasie sind keine Grenzen gesetzt
45 Das eigene Vermögen spüren

48 Lektion 4: Die Ordnung des Ganzen
48 Wie geht's heute? Das Gehen
50 Ankommen, sich annehmen
51 Die Ausgangssituation akzeptieren
52 Bei sich sein und bei sich bleiben
53 Sich bewußt aus einer in die andere Situation verändern
54 Den eigenen Stand erspüren
54 Durchs Leben gehen, im Leben stehen
55 Durchlässig werden
56 Der ganze Mensch dreht sich
59 Überflüssiges weglassen
59 Neues achtsam wahrnehmen

60 Lektion 5: Sich tragen muß keine Last sein
62 Stimmung und Rhythmus
62 Die Leichtigkeit von Bewegung
63 Ruhige Bewegung – bewegte Ruhe
66 Das Zusammenspiel
70 Richtungsempfinden bestimmt die Klarheit der Bewegung
72 Spazierengehen, nicht »arbeiten«
72 Der ganze Mensch ist in Bewegung
74 Weitere Entdeckungen
75 Das Lernen leben

76 Zum Nachschlagen
76 Sachregister
80 Literatur zum Thema
80 Adresse der Feldenkrais-Gilde

Von Kindern lernen:
In der Feldenkrais-Arbeit orientieren wir uns an der Art und Weise, wie Kinder sich bewegen. Wir versuchen, uns das, was wir uns in der Kindheit schon als Wissen angeeignet haben, wieder bewußt und damit abrufbar zu machen.

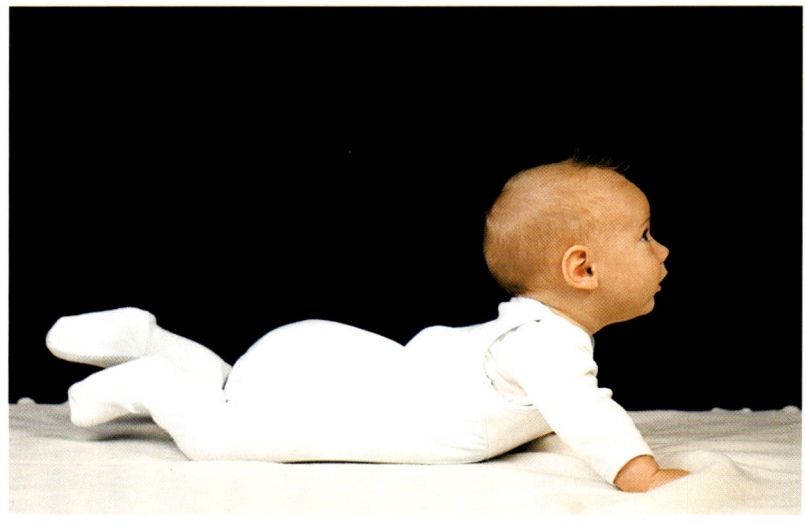

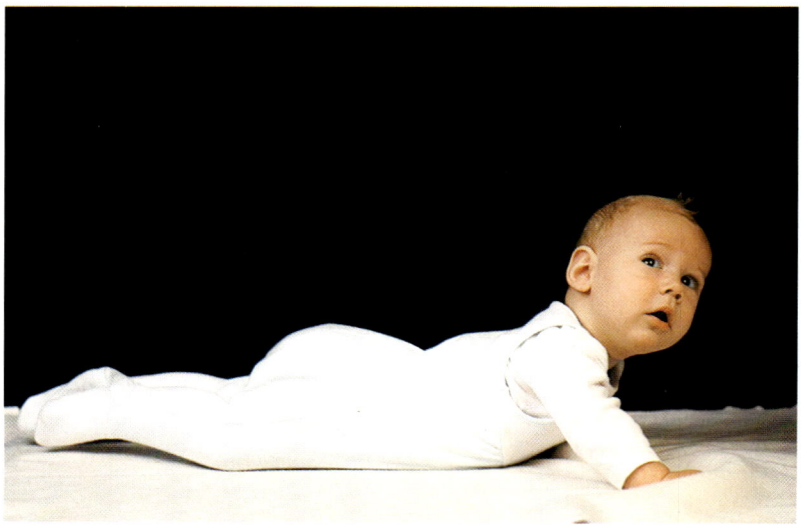

Beweglich sein mit Körper, Geist und Seele

*Meinem Lehrer Moshé Feldenkrais
in Verehrung und Dankbarkeit gewidmet.*

Moshé Feldenkrais sprach immer wieder von der Würde, die ein Mensch für sich empfinden kann, und davon, daß es jedem möglich ist, diese Würde wiederzufinden – wenn er sich nur erinnert, welcher Reichtum an Möglichkeiten ihm zur Verfügung steht, wenn er sich entscheidet, dieses Potential für sein Leben, für sein Tun wieder zu nutzen. Dies zu lernen ist uns möglich anhand unserer offensichtlichsten Lebensäußerung, der Bewegung.

Mit Hilfe der Feldenkrais-Methode können wir uns erfahren als Menschen, die fähig sind, das zu tun, was ihnen angemessen ist, das, was sie in ihrer Entwicklung weiterbringt.

Über Bewegungs- und Lebensmuster

Um diese Fähigkeit auszubilden, ist es notwendig, unsere Aufmerksamkeit für uns selbst zu schulen. Es gilt, uns der eigenen Gewohnheiten bewußt zu werden, neue Möglichkeiten zu entdecken, um frei wählen zu können. Die Feldenkrais-Methode macht uns diesen Prozeß des Gewahr-Werdens möglich

- durch das bewußte Erleben der uns gewohnten Bewegungen, unserer Bewegungsmuster,
- durch das schrittweise Erlernen neuer Bewegungsmöglichkeiten, wodurch eingeschliffene Bewegungsmuster aufgelöst werden,
- durch die so gewonnene Freiheit, wählen zu können zwischen dem Gewohnten und dem Neuentdeckten.

Der Prozeß des Gewahr-Werdens

Unsere Bewegungsmuster prägen unsere innere und unsere äußere Haltung; sie sind Abbild unseres Gesamtzustandes. Werden wir uns unserer Bewegungsmuster bewußt, können uns wesentliche Zusammenhänge in uns selbst bewußt werden – können wir unsere Lebensmuster erkennen. Lösen wir Bewegungsmuster auf durch das Erlernen neuer, uns ungewohnter Bewegungen, dann wird es uns möglich, auch unsere Lebensmuster aufzulösen, Alternativen zu erkennen und sie zu wählen.

Sich bewegen – wahrnehmen – verstehen

Die Bewegungen, die es zu erforschen gilt, die einzelnen Lernschritte, durch die das Wahrnehmen und das Verstehen angeregt werden, und das Nachdenken über die Zusammenhänge, das damit einhergeht – das alles ist untrennbar miteinander verbunden.
Der Mensch ist mit Körper, Geist und Seele gleichermaßen anwesend.

Über die Feldenkrais-Arbeit

In der Feldenkrais-Arbeit stehen uns zwei Unterrichtsarten zur Verfügung: der Gruppenunterricht, den wir *Bewußtheit durch Bewegung®* nennen, und der Einzelunterricht, *Funktionale Integration®* genannt. Der Lernansatz in beiden ist der gleiche: Vom Lehrer werden Angebote gemacht, die es dem Schüler erlauben, sich seiner Bewegungsmuster bewußt zu werden, neue Handlungsmöglichkeiten zu entdecken und sie anzuwenden.

Grundlage für einen lebendigen Prozeß

Die Feldenkrais-Arbeit läßt sich auf unterschiedlichste Weise darstellen. Das erklärt sich vor allem daraus, daß es sich dabei weniger um eine festgelegte Technik als vielmehr um einen Denk- und Arbeitsansatz handelt, der Grundlage ist für einen lebendigen Prozeß, den jeder einzelne immer wieder aufs neue angehen kann. In meiner Darstellung habe ich vor allem jene Aspekte aufgezeigt, die sich für mich in meiner Arbeit als gültig und sinnvoll erwiesen haben.

Es ist sicher etwas anderes, sich anhand eines Buches mit der Feldenkrais-Arbeit auseinanderzusetzen, als in einem Feldenkrais-Seminar. Aber selbst in einer Situation, in der ein Lehrer auf die individuellen Bedürfnisse seiner Schüler eingehen kann, in der eine Atmosphäre der Neugier, des spielerischen Umgangs mit sich selbst, der Intensität, Gelöstheit, Ernsthaftigkeit und Aufmerksamkeit den einzelnen in seinem Lernprozeß unterstützen kann, bleibt jeder für sich allein, sammelt seine eigenen Erfahrungen, kommt zu persönlichen Ergebnissen, lernt auf seine Weise.

Über das Lernen

Wie meinen Schülern möchte ich Ihnen anbieten, sich auf einen lebendigen, kreativen Prozeß einzulassen – auf das Lernen.

Lernen aus uns selbst heraus

Lernen ist abhängig von einer inneren Haltung. Wenn wir uns erinnern an die Neugier, die wir als Kinder hatten, an unsere Fähigkeit, eine so großartige, den ganzen Menschen fordernde »Kunst« wie das Stehen und das Gehen aus uns selbst heraus zu entwickeln, eigenständig zu lernen, ohne uns von außen stören zu lassen, stimmen wir uns ein auf das, was Lernen bedeutet.

Es ist nicht etwas vollkommen Neues, das es zu lernen gilt, sondern etwas Bekanntes, schon Erfahrenes, das wiederentdeckt und weiterentwickelt werden kann.

Etwas Verlorenes wiederzufinden, hat immer etwas mit Freude, mit dem guten Gefühl des Wiedererkennens zu tun.

Es ist entscheidend, daß Sie die Angebote, die Sie in diesem Buch finden, nicht als »Übung« absolvieren, sondern als Gelegenheit nutzen, sich selbst in ihrem augenblicklichen Lebensprozeß zu beobachten. *Nehmen Sie die Bewegungen als Möglichkeiten, Ihre Art, etwas zu tun, näher zu betrachten.*

Bewegen und sich selbst betrachten

Üben im Sinne von mechanischem Wiederholen bringt kaum eine dauernde Veränderung mit sich. Bewegungen zu wiederholen ist nur dann sinnvoll, wenn Sie sich jedes Mal neu betrachten können, also mit jeder weiteren Wiederholung ein bißchen mehr von sich begreifen. Achten Sie deshalb auf Ihre Stimmung, während Sie sich lernend bewegen, und lassen Sie sich Ihre Entdeckungen nicht zur Anstrengung werden! Es gibt nichts, das Sie tun *sollen* – Sie können sich vielmehr erlauben, mit dem Angebotenen achtsam spielend zu experimentieren, Ihr Gespür zu entwickeln für Ihre eigenen Bewegungsabläufe, Ihre Aufmerksamkeit zu schulen für das, was Ihnen die eine oder die andere Erfahrung zu sagen hat. *Wenn Veränderung geschieht, so liegt es nicht so sehr daran, welche Bewegung Sie ausführen, sondern wie Sie die Bewegung ausführen.* Es liegt an Ihrer Fähigkeit, anhand und mit Hilfe dieser oder jener Bewegung Schritte zu unternehmen, um Ihre augenblickliche Situation zu verbessern.

Der Lernprozeß, der in diesem Buch angeregt wird – und der die Grundlage der Feldenkrais-Methode bildet –, bedarf Ihrer Achtsamkeit, Ihrer Aufmerksamkeit und Ihrer Geduld.

Versuchen Sie zunächst, sich mit den Grundgedanken der Feldenkrais-Arbeit, wie sie im ersten Teil des Buches dargestellt wird, vertraut zu machen, versuchen Sie, sich diesen Überlegungen zu öffnen. Erlauben Sie sich schon dabei, Pausen zu machen.

Wenn Sie dann weiterlernen möchten und zu den Bewegungsangeboten in den Lektionen kommen, die das Gedankengut veranschaulichen, lassen Sie sich bitte genügend Zeit, gehen Sie Schritt für Schritt. Geben Sie sich Ihren Wahrnemungen anheim, während Sie sich experimentierend bewegen. Machen Sie Ihre eigenen Erfahrungen – voller Vertrauen darauf, daß Ihnen viel mehr Möglichkeiten der Bewegung zur Verfügung stehen, daß Sie viel mehr Ausdrucksmöglichkeiten Ihres Selbst haben, als Ihnen in diesem Augenblick bewußt sein mag.

Lassen Sie sich Zeit für eigene Erfahrungen

Das Lernen nach der Feldenkrais-Methode:
Es ist entscheidend, daß Sie Bewegungsabläufe nicht als »Übung« absolvieren, sondern als Gelegenheit nutzen, sich selbst in Ihrem augenblicklichen Lebensprozeß zu beobachten.
Wenn Veränderung geschieht, so liegt es nicht so sehr daran, *welche* Bewegung Sie ausführen, sondern *wie* Sie die Bewegung ausführen.

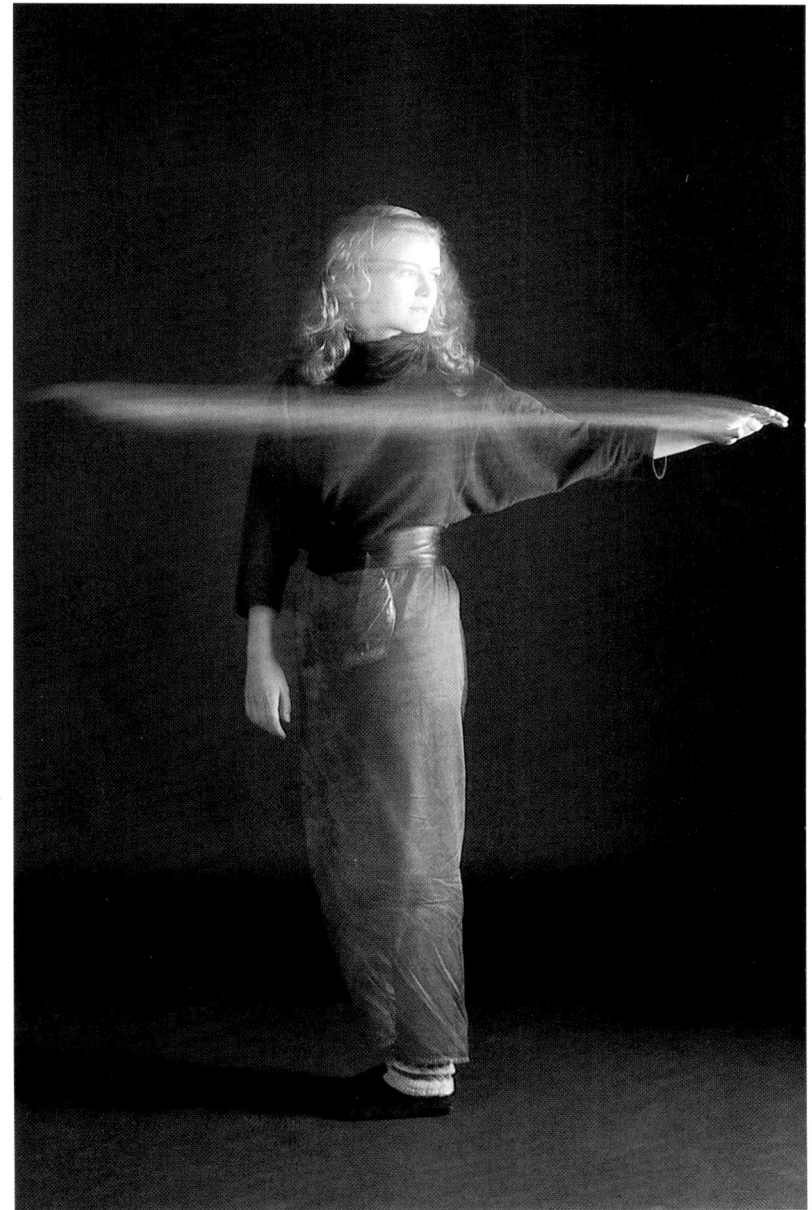

Wie wir mit der Schwerkraft umgehen: Wir sollten uns bewußt machen, wie Kindern die äußerst schwierige Aktion des Stehens und Gehens möglich wird. Ohne die einzelnen Lernschritte, die in ihrer Reihenfolge keineswegs beliebig sind, sondern aufeinander aufbauen, wäre das Sich-Aufrichten gegen die Schwerkraft nicht möglich.

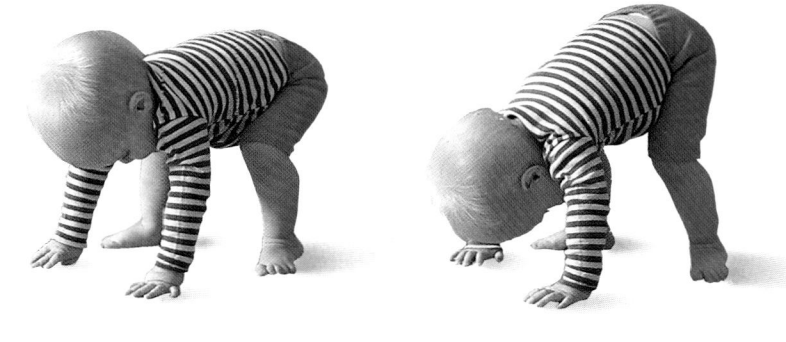

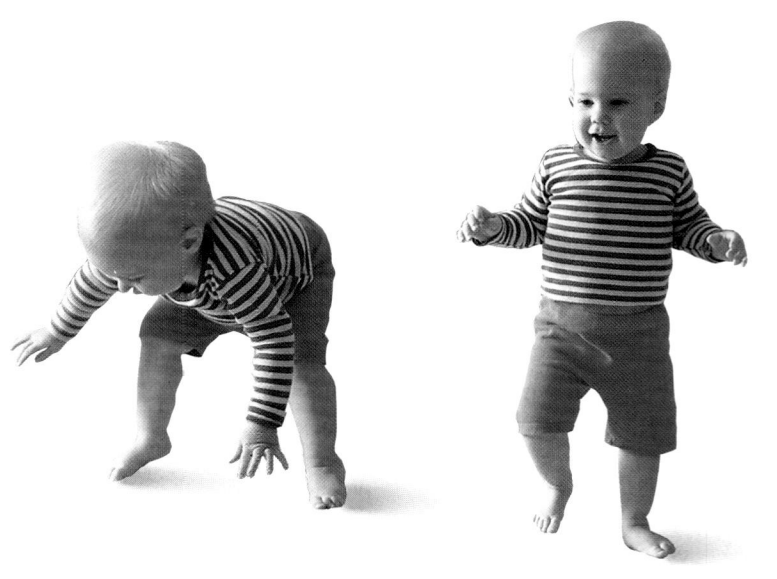

Bewegen lernen – leben lernen

Wer an Bewegung oder Bewegungsschulung denkt, sieht meist entweder Bilder aus Sport und Gymnastik vor sich, oder es tauchen Bilder auf aus den Bereichen des Tanzes, vielleicht auch aus jenen der medizinischen Verfahren, der Krankengymnastik zum Beispiel. Obwohl sehr unterschiedlich, was Form, Mittel und Absicht betrifft, so haben diese Bereiche im allgemeinen doch eines gemeinsam: Die Auffassung, daß Bewegung etwas mit Leistung zu tun hat, daß es eine allgemeingültige Norm gibt, die es zu erreichen gilt – die also Maßstab ist für das eigene Tun, die eigene Leistung.
Diese Norm prägt den Menschen; sie schult ihn dafür, sich an Werten zu messen, die außerhalb seiner selbst liegen. Er wird verglichen mit und gemessen an anderen Menschen, die eine völlig andere Lebensgeschichte haben, eine andere Lebensweise, andere Interessen, andere Träume.

Zum eigenen Maß finden

Daß dies allmählich das Empfinden für die eigenen Fähigkeiten, für die Eigenart, abtötet, steht außer Zweifel. Es bedeutet, daß die Fortschritte eines Menschen vor allem an einer dem Durchschnitt entsprechenden Skala gemessen werden und nicht an dem, was ihm tatsächlich an Entwicklung möglich ist.
Es gibt viele Beispiele, die deutlich machen, daß eine solche Einstellung dem einzelnen Menschen in keinem Fall gerecht werden kann. Wer wohl hat einen größeren Schritt in seiner Entwicklung getan: Ein Bergsteiger, der schon viele Berge bestiegen und nun einen besonders hohen Gipfel bewältigt hat, oder ein Mensch, der, nach einem Unfall gelähmt, nach langer Zeit wieder einen Schritt tun oder gar eine Stufe erklimmen kann?

Eigenmaß und Fremdmaß

Woran messen Sie sich?

In diesem Beispiel ist nicht nur von Bewegung die Rede, sondern auch davon, was wir alle uns immer wieder fragen könnten: Woran werde ich gemessen, woran messe ich mich selbst – inwieweit passe ich mich einer Norm an, inwieweit kann ich mein eigenes Maß finden?

Die Beschäftigung mit Fragen dieser Art führt zu der Erkenntnis, daß »Leistung« und »Erfolg« etwas sehr Relatives sind, das unmöglich über einen Kamm geschoren werden kann. Dennoch neigen wir dazu, dies zu tun, mehr noch, es zu akzeptieren und sogar bis in unsere intimsten Bereiche zu übernehmen.

Leistung, die allein von außen bestimmt wird, geht einher mit der Entwicklung von falschem Ehrgeiz und meist unangemessener Anstrengung. *Leistung jedoch, die sich nach dem richtet, was die Entwicklung unserer nur uns eigenen Fähigkeiten und Möglichkeiten dient, geht einher mit einem Befriedigtsein. Dem Befriedigtsein, das entsteht aus der Freude über das eigene Voranschreiten und das Sich-Erfüllen - was stets Veränderung bedeutet zu größerer Reife.*

Diese Art von Leistung, die Reifung bedeutet, geschieht nur im schöpferischen Prozeß des Erforschens und Entdeckens, geschieht durch Verfeinerung des Gespürs für sich selbst und die eigenen Prozesse des Verstehens und Wachsens. Es bedeutet, sich selbst mit all seinen Eigenheten anzunehmen, sich selbst zu bejahen, und den Weg, den Prozeß des Findens, als ebenso wichtig und notwendig zu begreifen wie das Ankommen.

Sich selbst annehmen

In der Feldenkrais-Arbeit, die in dem Wissen um die Individualität des Menschen gründet, wenden wir das an, was den Menschen zu seinem einzigartigen Vermögen zurückführt: Das selbständige Lernen – unabdingbare Voraussetzung für »individuelles Sein«, für Menschsein. Wir lernen zu lernen!

Sich bewegen, um zu lernen?

Liebe und Hoffnung, Trauer und Freude, Angst, Ehrgeiz und Eifersucht, Schwierigkeiten im körperlichen und im seelischen Bereich – all dies existiert nicht außerhalb des Menschen, der es erlebt. Diese Befindlichkeiten äußern sich und finden ihre Entsprechung in unserem gesamten Organismus, also auch in unseren Bewegungen. Das heißt: Alles, was uns als Menschen ausmacht, findet seinen Ausdruck sowohl in einer inneren als auch in einer äußeren Haltung.

Bewegung, Haltung, Verhalten

Nichts, was wir zu tun in der Lage sind, können wir tun ohne Bewegung, ohne eine Muskeltätigkeit, sei sie noch so geringfügig.

Somit äußert sich in unseren Bewegungen unser Verhalten uns selbst und anderen gegenüber; die Art, wie wir von uns Gebrauch machen und uns lenken.

Auch die Tatsache, daß Sie im Moment diese Worte lesen und aufnehmen können, verdanken Sie Ihrer Fähigkeit, sich zu bewegen. Offensichtlich benutzen Sie Ihre Augen, denn Sie spüren, wie sich diese hin und her bewegen, um die einzelnen Buchstaben, die Worte, die Zeilen und diese Seite anzuschauen. Erst wenn Sie das Geschriebene über die Bewegung Ihrer Augen aufgenommen haben, können Sie es sich zu eigen machen.

Um dieses Buch zu lesen und es sich »einzuverleiben«, benutzen Sie auch Ihre Hände, mit denen Sie es halten und die Seiten umblättern. Darin lesen können Sie nur, weil Sie es in einem ganz bestimmten Abstand von Ihren Augen entfernt halten; nur so können Ihre Augen sich so unangestrengt wie möglich einstellen auf das, was Sie lesen. Bei jedem von uns ist dies eine andere Entfernung, je nachdem, wie er Gebrauch macht von seinen Augen, wie er dies in der Vergangenheit gemacht hat, welchen Beruf er ausübt, ob er viel oder wenig liest, ob es Tag oder Nacht ist, ob er bei Kerzenschein oder Neonlicht liest, ob er einen arbeitsreichen oder einen freien Tag hinter sich hat und vieles mehr.

Selbst abwägen lernen

So muß jeder selbst abwägen. Wie klar Sie spüren, welche Entfernung zwischen Augen und Buch für Sie richtig ist, bestimmt das Maß Ihrer Ausdauer oder Ihrer Übermüdung beim Lesen – und somit direkt Ihr Auffassungsvermögen.

Bewegungsmuster sind Lebensmuster

Bewegungs-muster

Wir neigen dazu, immer auf jene Bewegungen zurückzugreifen, die einmal in unserem Leben »funktioniert« haben. Dieses mechanische Wiederholen gewohnter Bewegungen führt schließlich zur Ausbildung von Bewegungs- und somit Verhaltensmustern.

Es wird Ihnen möglich sein, schon anhand der wenigen Bewegungsangebote in diesem Buch Ihre eigenen Bewegungen zu beobachten und ein bestimmtes Verhalten, das Ihnen aus Ihrem Leben und Ihrem Alltag bekannt ist, als Muster zu erkennen. Ob das nun die Tatsache ist, daß Sie sich nicht genug Zeit lassen, eine Handlung in Ruhe auszuführen; ob Sie vielleicht über Ihrem Ehrgeiz, gut sein zu wollen, vergessen, wozu Sie das, was Sie da tun, eigentlich tun; ob Sie Angst davor

Lebens-muster

haben, etwas nicht zu verstehen oder unfähig zu sein, dieses oder jenes auszuführen; ob Sie Schwierigkeiten haben, ohne eine genaue Anweisung mit einer bestimmten Bewegung zu arbeiten, sich also auf das Unbekannte einzulassen – dies sind Muster, die Sie vielleicht aus Ihrem Leben kennen. Wenn Sie darüber nachdenken, wird Ihnen bewußt:

Die Art, in der Sie Ihre Bewegungen organisieren, läßt Sie erkennen, wie Sie Ihr Leben organisieren, wie Sie es leben.

Dieser Zusammenhang erklärt auch, daß wir in dem Maße, in dem es uns gelingt, eingefleischte Bewegungsmuster aufzulösen, in der Lage sind, zwanghafte Verhaltensmechanismen aufzugeben. Wir können neue Möglichkeiten finden und so zwischen Eingefahrenem, Wieder-

Altes aufgeben, Neues finden

entdecktem und Neuem wählen. Diese Freiheit der Wahl bringt es mit sich, daß sich das Gesamtbefinden unserer Persönlichkeit ändert und damit die Art, wie wir die Dinge in allen Bereichen unseres Lebens angehen.

Daß all dies möglich ist, verdanken wir unserem Nervensystem, das auf wunderbare Weise die Funktionen der unterschiedlichen Bereiche unseres Selbst aufeinander abstimmt und miteinander verbindet.

Es sendet Impulse an die Muskeln und damit an unser Skelett, wodurch Bewegung entsteht, und wir das tun können, was wir zu tun vorhaben. Auch alle Informationen, die aus unseren Bewegungen und unserer Umgebung resultieren, leitet es an unser Gehirn zurück.

Das Selbst-Bild, nach dem wir leben

Wir alle verhalten uns dem Bild entsprechend, das wir uns von uns selbst gemacht haben. Es ist in der Regel ein nur sehr ungenaues Abbild von dem, was wir mit unserem Leben eigentlich anfangen könnten – dann nämlich, wenn wir unseren Fähigkeiten gemäß leben würden.

Dieses unvollständige Abbild unserer selbst ist in unserem Gehirn eingeprägt und verantwortlich dafür, wie wir uns bewegen, wie wir unser Leben angehen. Wenn wir nun anhand von wiederentdeckten, neu erlernten Bewegungen eigene Grenzen erweitern, teilt sich diese Erfahrung über die entsprechenden Nervenbahnen unserem Gehirn mit, wo auch sie sich einprägt und fortan jederzeit abrufbar ist. Dies erlaubt es uns, neue, andersartige, unseren Fähigkeiten gemäßere Wege einzuschlagen.

Das Selbst-Bild wandeln

Sich angemessen bewegen

Vielleicht stehen Sie einen Augenblick auf und probieren im Stehen verschiedene Möglichkeiten aus, Ihre Füße nebeneinander zu stellen. Was passiert, wenn Sie Ihre Füße sehr breit stellen? Ist es angenehm und kommt es Ihnen stabil vor? – Wie ist es, wenn Sie Ihre Füße enger, oder auch ganz eng zusammenstellen?

Gehen Sie Ihrem eigenen Gespür nach und nicht dem, was Sie vielleicht einmal als »falsch« oder »richtig« gelernt haben. Würden Sie sich beispielsweise auf einem schmalen Brett über einem Abgrund befinden, wäre es, wenn Sie so wollen, »falsch«, sich breitbeinig hinzustellen. Es wäre aber ebenso »falsch«, würden Sie bei einem Spiel, bei dem es darum geht, einen großen Ball zwischen den Beinen hindurchrollen zu lassen, Ihre Füße dicht nebeneinander stellen. In dem einen und dem anderen Fall wäre also etwas »falsch«, das sich jedoch als absolut »richtig« erweist, wenn Sie Ihre Absicht ändern.

Die Frage kann demnach nicht sein, was richtig oder falsch ist; sie muß lauten: Was ist der jeweiligen Aufgabe angemessen? Wie kann ich ohne überflüssige Anstrengung das tun, was ich tun will? Wie kann ich mich in dem, was ich will, fördern, wie behindere ich mich?

Was ist der Aufgabe angemessen?

Überflüssiges erkennen

In diesem Zusammenhang gibt es eine Schwierigkeit: Die meisten Menschen haben kein genaues Gespür mehr dafür, was eigentlich »ohne überflüssige Anstrengung« bedeutet. Die meisten von uns denken, etwas falle ihnen leicht, was in Wahrheit mühevoll ist, denn sie strengen sich gewohnheitsmäßig viel mehr an, als eine Situation es verlangt. Es gilt also, das brachliegende Gespür für den eigenen Kraftaufwand wiederzubeleben, es zu verfeinern. Das ist möglich durch das Schulen unseres Differenzierungsvermögens.

Dem eigenen Gespür trauen

Vergleichen lernen

In einer Feldenkrais-Lektion erleben wir bewußt unterschiedlichste Möglichkeiten, ein und dieselbe Handlung auszuführen. Nur so haben wir die Möglichkeit, zu vergleichen und zu wählen.
Deshalb ist es wichtig, sich die Ausgangssituation einer jeden Lektion bewußt zu machen – das zu spüren, was ist –, um sich am Ende der Lektion daran erinnern und beides miteinander vergleichen zu können. Vergleichen aber weniger, um zu bewerten, sondern um verschiedene Möglichkeiten bewußt zu erleben und dann wählen zu können.

Nicht bewerten – bewußt erleben

Den eigenen Standpunkt finden

Sie können dies selbst ausprobieren. Wenn Sie Ihren Stand vielleicht noch unter dem Aspekt bedenken wollen, daß er Ihnen ermöglichen soll, einen oder mehrere Schritte nach vorne zu machen, so werden Sie unterschiedliche Erfahrungen sammeln – je nachdem, ob Sie die Schritte von einem sehr schmalen Stand aus versuchen oder von einem sehr breiten. Lassen Sie sich zunächst einmal spüren, was vor dem Schritt kommt: Da gibt es Bewegung dadurch, daß Sie die Absicht haben, gleich einen Schritt zu machen. Nehmen Sie sich genug Zeit – Sie haben sicherlich gespürt oder können es jetzt spüren, daß Sie, um einen Schritt ausführen zu können, Ihr Gewicht von beiden Füßen auf einen Fuß verlagern müssen. Es gibt Menschen, die es auf den linken, andere, die es auf den rechten Fuß verlagern, je nachdem, wie es

Probieren Sie es selbst

ihrer Eigenheit entspricht, sich vorwärts zu bewegen, auf welcher Seite sie gewohnt sind, ihr Gewicht zu tragen und vieles mehr.

Wenn Sie also beide Möglichkeiten ausprobieren, werden Sie wahrscheinlich feststellen, daß Ihnen eine davon erst einmal stimmiger vorkommt.

Wenn Sie jetzt sehr breit stehen (übertreiben Sie ruhig etwas: Übertreibungen, so lange sie uns nicht unter Leistungsdruck setzen und uns Lernen unmöglich machen, sondern etwas verdeutlichen, können sehr sinnvoll sein), werden Sie wahrnehmen, daß Sie einen anderen Zeit- und Kraftaufwand benötigen, um einen Schritt zu tun, als wenn Sie enger stehen. Beim Engerstehen jedoch gilt es wieder zu bedenken und zu spüren, von welchem »Standpunkt« an Sie den geringeren Zeit- und Kraftaufwand »bezahlen« müssen mit verminderter Stabilität, mit eingeschränkter Balance-Möglichkeit.

Zeit- und Kraftaufwand

Sie sehen, auch in diesem Fall gibt es kein »Richtig« oder »Falsch«, sondern nur das, was Ihnen im Moment am dienlichsten ist. Probleme beginnen dann, wenn Menschen sich auf »gutem« Boden so verhalten, als stünden sie etwa auf einem schmalen Brett; umgekehrt ist es nicht weniger problematisch.

Lernen als lebenswichtig erfahren

Ein Jäger der Steinzeit beispielsweise hätte mangelndes Gespür für die Angemessenheit seiner Bewegungen und seines Standes nicht selten mit dem Leben bezahlen müssen. Denn er wäre nicht in der Lage gewesen, sofort in jede Richtung auszuweichen bei einem Angriff durch ein Tier. Auch Nahrung für sich und die Seinen hätte er nicht erbeuten können ohne völlige Aufmerksamkeit und völlige Beweglichkeit in jede Richtung.

Heute dagegen scheint diese Art der Bewußtheit, scheinen die Angemessenheit in unserem Tun und die Achtsamkeit immer weniger wichtig zu sein, schon gar nicht mehr notwendig für unser Überleben. Die Gefahr aber, die uns durch unbewußtes, unachtsames Umgehen mit uns selbst erwächst, ist – da nicht so offensichtlich – möglicherweise größer als die Bedrohung durch ein Tier: die Gefahr, krank zu werden. Denn Krankheiten machen sich im allgemeinen durch erste Zeichen

Gefahr durch Unachtsamkeit

bemerkbar. Erst wenn wir diese Signale übersehen, wenn wir sie nicht wahrnehmen, ihnen nicht begegnen, kann sich die Krankheit entwickeln.

Die eigenen Fähigkeiten nutzen

Die Freiheit, die wir dadurch gewonnen haben, daß wir nicht ständig »auf dem Sprung« sein müssen, das dadurch freiwerdende Potential ist ein Geschenk, das es zu nutzen gilt, um das anzugehen, was früher aufgrund anderer Notwendigkeiten im Hintergrund bleiben mußte: die bewußte, achtsame Beschäftigung mit uns selbst, unsere Weiterentwicklung als Menschen im Umgang miteinander und unsere Fähigkeit zur Selbsterkenntnis.

Natürlichkeit – was ist das eigentlich?

Es stellt sich für viele Menschen die Frage, warum sie sich mit etwas so »Natürlichem« wie dem Gehen oder Stehen beschäftigen sollten. Sie meinen, dies sei doch das Selbstverständlichste und Einfachste von der Welt. Was aber ist eigentlich »natürlich«, wenn wir diesen Begriff auf unsere Bewegungen, also auf uns selbst beziehen?

»Natürlich« geht jeder irgendwie und denkt sich nichts dabei; und da er sich nichts dabei denkt, mag ihm vielleicht entgehen, wie weit sein Qualitätsempfinden schon zurückgeschraubt ist auf ein durchschnittliches Maß, mit dem er sich eben zufrieden gibt. Erst dann, wenn er die Möglichkeit hat, seine gewohnte Art des Gehens zu vergleichen mit einer neuen Art, die ihm auch zur Verfügung steht, und die er durch bewußte Lernschritte in sein Bewegungs-»Vokabular« aufgenommen hat, kann ihm deutlich werden, wie sehr und auf welche Weise er sich vielleicht während des größten Teils seines Lebens selbst unbewußt begrenzt hat.

Unbewußte Begrenzungen

Bei meiner Arbeit mit Gruppen tauchen immer wieder Überlegungen oder Befürchtungen auf, daß die »Natürlichkeit« verloren gehen könnte, daß man immer hölzerner werden könnte, wenn jede Bewegung so bewußt ausgeführt wird. Tatsächlich kann sich, wenn wir beginnen, uns und unsere Bewegungen mit Aufmerksamkeit zu betrachten, zunächst ein Gefühl der Hölzernheit einstellen, wir stolpern plötzlich über uns selbst. Dies tun wir nicht, weil wir unsere sogenannte Natürlichkeit verlieren, sondern weil wir, vielleicht zum ersten Mal, bewußt entdecken, wie weit wir uns schon vom Natürlichen entfernt haben – nämlich von dem, was uns als Menschen gemäß ist.

So gesehen ist dieses Stolpern, diese Verunsicherung etwas durchaus Positives, etwas grundsätzlich Notwendiges in dem Prozeß der Veränderung. Das, was die meisten Menschen als »natürlich« empfinden, ist meist nichts anderes als das, was sie gewohnt sind.

Gewohntes empfinden wir oft als »natürlich«

Nehmen Sie sich einen Moment Zeit für ein kleines Experiment: Falten Sie Ihre Finger so, daß diese abwechselnd, etwa wie Sardinen in einer Büchse, aneinanderliegen, und achten Sie darauf, daß Ihre Handflächen einander berühren. – Schauen Sie sich an, welcher Ihrer beiden Daumen oben liegt. – Trennen Sie dann Ihre Hände voneinander und falten sie jetzt so, daß der andere Daumen oben liegt und die restlichen Finger sich entsprechend umarrangieren.

– Wiederholen Sie diese beiden Möglichkeiten einige Male und spüren Sie, wie es Ihnen damit ergeht.

Sie werden wahrscheinlich jede dieser Möglichkeiten als mehr oder weniger unterschiedlich empfinden.

Von allen Menschen wird die erste dieser beiden Möglichkeiten, die Hände zu falten, als etwas »Natürliches« empfunden, die zweite als irgendwo weniger natürlich oder »unnatürlich«. Tatsache jedoch ist: Von der Struktur unserer Hände her gesehen stehen beide Möglichkeiten gleichwertig nebeneinander; lediglich die erste wurde ein Leben lang von uns benutzt, während wir die zweite nie in Betracht gezogen haben. Die eine ist uns gewohnt, die andere, da wir sie nicht gekannt haben und also nie wählen konnten, ist uns ungewohnt.

Die Freiheit, wählen zu können

Nichts grundsätzlich anderes, als anhand von unserem kleinen Experiment zu sehen ist, passiert in jeder Feldenkrais-Lektion. Wir schauen uns selbst an anhand einer bestimmten Bewegung, die sich über die Jahre als Muster in uns gefestigt hat, weil wir irgendwann aufgehört haben, sie in Frage zu stellen oder auf ihre Richtigkeit hin zu überprüfen. Wir lernen neue Möglichkeiten kennen, die uns auf anderen Wegen zum gleichen Ergebnis kommen lassen und haben somit die Freiheit der Wahl.

Wählen zwischen Gewohntem und Neuem

Finden, was uns eigen ist

Nur eine Möglichkeit zur Verfügung zu haben, bedeutet immer Angst. Angst davor, nicht abkommen zu dürfen von diesem einen Weg, ihn einhalten zu müssen aus Mangel an anderen Möglichkeiten – und dies bringt Enge und Kleinmut mit sich.

Die Freiheit der Wahl also, etwas spezifisch Menschliches, ist unsere große Chance, unser Potential auszuprobieren, abzuwägen, sogar Irrtümer zu begehen, die uns nicht unbedingt hemmen müssen, sondern »Material« bieten können für einen Entwicklungsprozeß – nämlich das zu finden, was uns eigen ist.

Fehler – Erweiterung unseres Könnens

Ein Mensch beispielsweise, der weiß, daß er beim Gehen auch fallen kann, ohne sich gleich zu verletzen (weil er darin Erfahrung sammeln konnte), hat mit Sicherheit einen anderen Gang als jemand, der sich vor dem »Fehler« Fallen fürchtet und ihn deshalb stets vermieden hat. Dies auf andere Bereiche des Lebens zu übertragen, ist nicht schwierig. Es kann für uns außerordentlich hilfreich sein, Fehler zu machen,

Mit Fehlern »spielen«

so lange wir nicht versuchen, sie zu vertuschen oder zu vermeiden, sondern sie genau anschauen, sie untersuchen und zum Beispiel ausprobieren, ob wir ein und denselben Fehler auf unterschiedliche Weise ausführen, ihn somit »verbessern« und frei mit ihm spielen können. Dann wird aus Mißgeschick Lernen und Erweiterung unseres Könnens, dann werden Fehler zu Freunden.

Das Wissen um unsere Fähigkeiten

Warum versuchen wir als erwachsene Menschen, neue Bewegungen an uns zu entdecken, sie spielend auszuprobieren, so bewußt, daß sie sich unserem Gehirn einprägen? Wichtig daran ist nicht, daß wir das, was wir als unser Können erfahren haben, auch wirklich ständig ausführen – wichtig ist vielmehr, daß uns bei all dem, was wir tun, das Wissen von dem begleitet, was uns außerdem möglich ist.

Das Selbst-Bild wandeln

Wenn wir wissen, daß unser Nacken unserem Kopf erlaubt, sich in alle Richtungen frei zu neigen und zu drehen, so führt dies nicht dazu, daß wir nun mit wackelndem Kopf herumlaufen. Es heißt vielmehr:

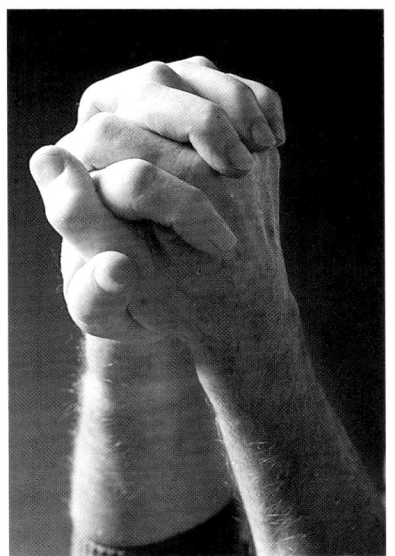 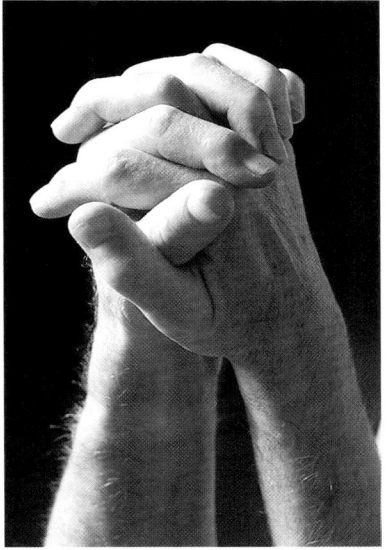

Die Freiheit der Wahl: Falten Sie Ihre Hände zunächst auf die Ihnen gewohnte Art und beobachten Sie, welcher Daumen oben liegt. Falten Sie Ihre Hände dann auf die Ihnen ungewohnte Art, also so, daß der andere Daumen oben liegt und sich die restlichen Finger entsprechend umarrangieren. Sie werden erfahren, daß Ihnen beide Möglichkeiten zur Verfügung stehen – Sie also wählen können.

Angemessen reagieren

Wir können den Kopf in der Mitte balancieren, obwohl er auch überall sonst sein kann – wir haben die Wahl! Dafür allerdings, den Kopf zu balancieren, statt ihn festzuhalten, brauchen wir die Freiheit der Bewegung in alle Richtungen; selbst wenn die Bewegungen so minimal sind, daß man sie kaum sehen kann.

Dieses Prinzip finden wir zum Beispiel in allen großen Kampfkünsten aus dem Osten: Die verschiedenen Möglichkeiten des Angriffs werden bis zu immer größerer Vollkommenheit erlernt – aber nicht, um sie unbedingt anzuwenden, sondern um sie in der gegebenen Situation möglicherweise gar nicht anwenden zu müssen. Nur ein Mensch, der weiß, daß ihm, will er sich verteidigen, alle Mittel zur Verfügung stehen, hat es nicht nötig, voreilig und unangemessen zu reagieren. Er wird die Ruhe, die Gelassenheit aufbringen, das Rechte im rechten Moment zu tun — er wird Unnötiges vermeiden. Nicht nur in einer Kampfsituation, sondern in seinem tagtäglichen Leben, und vor allem da, kommt ihm diese Fähigkeit zugute.

Veränderung durch Wissen

Wenn wir verstehen wollen, wie unser »Hintergrundwissen« jede unserer Aktionen verändert, sollten wir uns bewußt machen, wie Kindern die äußerst schwierige Aktion des Stehens und Gehens möglich wird. Da ist jede ihrer Bewegungen, die sie nah am Boden immer wieder ausführen und auskosten, absolut notwendig, damit sie sich nach und nach auf ihre beiden Beine erheben und durch den Raum fortbewegen können. Ohne die einzelnen Lernschritte, die in ihrer Reihenfolge keineswegs beliebig sind, sondern aufeinander aufbauen, wäre das Sich-Aufrichten gegen die Schwerkraft nicht möglich.

Von Kindern lernen

So orientieren wir uns an den kindlichen Bewegungen und versuchen, uns das, was wir uns in der Kindheit schon als Wissen angeeignet haben, wieder bewußt und daher abrufbar zu machen.

Vermögen und Behinderung

Viele Menschen wenden sich an mich und meine Kollegen in der Erwartung, daß wir sie mit der Feldenkrais-Arbeit heilen können, daß wir das, worunter sie leiden, heilen können. Dies trifft nicht zu. Tatsache ist, daß durch die Prozesse, die mit Hilfe der Feldenkrais-Arbeit möglich werden, vielen Menschen mit unterschiedlichen sogenannten Behinderungen geholfen werden kann: Jedoch nicht, indem wir heilen, sondern indem wir im Unterricht Wege aufzeigen, wie der Einzelne seine Möglichkeiten so erweitern, seine Funktionen so verbessern kann, daß Veränderung geschieht – Veränderung hin zu erweitertem Wahlreichtum.

»Behinderung« oder –

In diesem Zusammenhang bietet es sich an, auf das Wort »Behinderung« einzugehen. Wir alle sind es gewohnt, in Begriffen zu denken wie »behindert und nicht behindert«, »behindert und normal«, »krank und gesund« – meist ohne uns zu fragen, wo eigentlich das »Normale« aufhört und die »Behinderung« beginnt.

Wenn wir uns die Tatsache bewußt machen, daß Erwachsene in der Regel nur etwa 20 Prozent ihres Lernvermögens nutzen, um ihr Leben zu bewältigen, können wir ahnen, wie sehr wir uns alle selbst behindern.

Natürlich erfahren die meisten von uns dies nicht als Behinderung, da es ihnen schon längst zur Gewohnheit geworden ist, daß sie einen so großen Teil ihrer angeborenen Möglichkeiten nicht nutzen. Dies haben sie als normal akzeptiert, es entspricht dem Bild, das sie sich von sich selbst gemacht haben.

Sicher fallen Ihnen bei einigem Nachdenken viele Beispiele ein, die dokumentieren, wie viele von uns sich mit mehr oder weniger schwerwiegenden Zuständen, die ihr Leben einschränken, abgefunden haben. Dies kann gesehen werden als Behinderung oder als nicht voll genutztes Lernvermögen. Die Entscheidung liegt beim einzelnen und prägt den möglichen Weg zur Veränderung.

— nicht genutztes Lernvermögen?

Wir arbeiten mit Menschen, die uns aufsuchen wegen unterschiedlichster Beschwerden. Beschwerden, die auftauchen durch Vernachlässigung ihrer selbst, durch Unfälle, Schädigungen des zentralen Nervensystems, Rückenschmerzen, Verformung der Wirbelsäule,

Jeder kann lernen

Bewegungseinschränkung der Gelenke und vielem mehr. Wir arbeiten mit Menschen jeden Alters und aller Lebenswege. Wir arbeiten mit Schauspielern und Sängern, die Schwierigkeiten haben mit der Atmung oder der Konzentration, auch mit solchen, die ihren Bewegungsausdruck verbessern und ihr Bewegungsspektrum erweitern wollen, mit Musikern an ihrer Fingerfertigkeit und der Handhabung ihres Instruments, mit Sportlern und Tänzern, mit allen Menschen, die den Wunsch haben und die Notwendigkeit spüren, sich zu erweitern. Natürlich ist es uns bewußt, daß es Unterschiede gibt in der Ausgangssituation eines Menschen, der zu uns kommt mit einer schweren Lähmung oder mit schweren Verletzungen nach einem Unfall etwa, und einem, der keine konkreten »Schäden« hat und einfach zu größerer Achtsamkeit finden möchte. Mögen jedoch die Schicksale und Beweggründe noch so unterschiedlich sein:
Jeder dieser Menschen kann von dort, wo er sich gerade befindet, einen Lernprozeß eingehen – Lernen in all seinen unterschiedlichen Ausmaßen und Formen steht allen Menschen gleichermaßen und reichhaltig zur Verfügung.

Lernen wollen, lernen können

Ebensowenig wie die Feldenkrais-Methode als eine festgelegte Technik bezeichnet werden kann, gibt es in der Feldenkrais-Arbeit ein festes Ziel, an dem der Mensch, der durch sie lernt, ankommen soll. Jeder kann an sich und für sich herausfinden, wo er seine Grenzen gesteckt hat. Der Feldenkrais-Lehrer unterstützt ihn darin, Möglichkeiten zu entdecken, die Grenzen aufzulösen und so verstehen zu lernen, daß die einmal gezogenen Grenzen nicht endgültig sind.

Die innere Einstellung

Der Grad der Veränderung und die Zeit, in der sie geschieht, hängen auch und vor allem ab von der inneren Einstellung des Menschen, der zu uns kommt, und davon, wie schnell er sich zum Beispiel von Geheiltwerden-Wollen auf Lernen-Wollen umstellen kann. Umstellen also auf einen Prozeß, der ihn zu einer Beobachtung seines Gesamtzustandes führen kann. So ist die Unterrichtsstunde ihm vor allem auch Vorbereitung für die Selbstbeobachtung in seinem Alltag.

*Lernen –
ein Prozeß, in dem
wir uns finden*

In diesem Prozeß mag er finden, daß das, was er mit sich und an sich erlebt hat, etwa um seine Schmerzen loszuwerden, für ihn von viel größerer Bedeutung ist als lediglich die Tatsache, nunmehr ohne Schmerzen zu sein. So geschieht es häufig, daß Menschen in diesem Prozeß etwas finden, von dem ihnen nicht bewußt war, daß sie es überhaupt suchten. Vielleicht geschieht Ihnen ähnliches.

Still werden

Im Unterricht durchleben die Schüler eine Vielzahl von Empfindungen; es mag Ihnen beim Arbeiten mit den Bewegungsangeboten dieses Buches ähnlich ergehen. Da jede unserer Lebenserfahrungen als Muster in unserem Gehirn und in unserem Körper verankert ist, werden dadurch, daß wir uns über unsere Bewegungen mit uns selbst beschäftigen, unweigerlich Erinnerungen, Gedanken und Gefühle wachgerufen, positive wie negative. Sich diese zu erlauben, nicht in sie hineinzufallen, sondern sie einfach wahrzunehmen und zu beobachten, ist ein wichtiger Schritt im Prozeß des Sich-bewußt-Werdens.

Dieses Wachbleiben oder Dranbleiben an der Beobachtung unseres Selbst ist untrennbar mit dem Lernen, mit Veränderung und Wandlung verbunden. Die sich ständig vertiefende Eigenwahrnehmung anhand unserer Bewegungen führt zu einer klaren Achtsamkeit und macht es uns möglich, vollkommen bei dem zu sein, was wir gerade sind oder tun. Es ist dies ein Prozeß, der uns zur Sammlung verhilft, er hilft uns, unsere Aufmerksamkeit auf das zu richten, was in diesem Augenblick und in jedem Augenblick unseres Lebens wichtig ist. Dieses Da-Sein erfordert unsere Fähigkeit, uns völlig auf eine Sache einzulassen und ihren Reichtum auszuschöpfen.

*Vollkommen
bei dem sein, was
wir gerade tun*

Haben wir einmal verstanden, daß jede Bewegung, auf die wir uns völlig einlassen, uns eine Fülle von möglichen Erfahrungen und Erkenntnissen vermittelt, gleichgültig, wie oft wir sie wiederholen, daß jede Wiederholung folgerichtig ein ständig neues Tun und Erfahren ist, werden wir lernen, die Situationen unseres Alltags anders zu leben und anders zu nutzen.

Selbstbetrachtung

In diesem Sinn verstanden, kann die Feldenkrais-Arbeit als eine Form der westlichen Meditation bezeichnet werden. Sie erlaubt uns, zur Kontemplation, zur Selbstbetrachtung im wahren Sinne des Wortes zu kommen. Orientiert an den Bedürfnissen, wie wir sie als Menschen unserer Zeit und unserer Kultur haben, orientiert an dem, was für uns notwendig ist, läßt sie uns hinspüren zu unserer ureigensten Fähigkeit, ein erfülltes, ein sich ständig bereicherndes Leben zu leben.

Sie gibt uns Gelegenheit, still zu werden an einer Aufgabe, achtsam und aufmerksam, ähnlich wie dies Kinder tun, die mit Leib und Seele bei der Sache sind – sei es beim Spiel, beim Gestilltwerden, bei ihren Bewegungsversuchen. Sie läßt uns die körperliche und die geistige Ruhe finden, die uns erlauben, uns zu erinnern an das Vertrauen in unser eigenes Vermögen, das wir als Kinder besaßen und das wiederzufinden uns jetzt über unser Bewußtwerden möglich wird.

Wir können erfahren, daß unsere kleinen und großen Beschwerden eine Herausforderung sind, unser Leben zu leben. Wir können lernen, mit ihnen umzugehen, statt sie zu unterdrücken.

Wir können erleben, daß wir ihnen nicht ausgeliefert sind, sondern daß es bei uns liegt, die Wahl zu treffen.

In diesem Sinn bietet uns die Feldenkrais-Arbeit einen möglichen Weg zum Selbst, auf dem wir unser Menschsein erfahren, einen Weg, Körper, Geist und Seele zu erfahren – nicht als etwas voneinander getrenntes oder irgendwie miteinander verbundenes, sondern als untrennbares Ganzes.

Die Lektionen: Anregungen zu Lernprozessen

In den folgenden Kapiteln finden Sie Lektionen, also Anregungen zu Lernprozessen, wie sie auch im Feldenkrais-Unterricht in dieser oder einer anderen Reihenfolge denkbar sind.

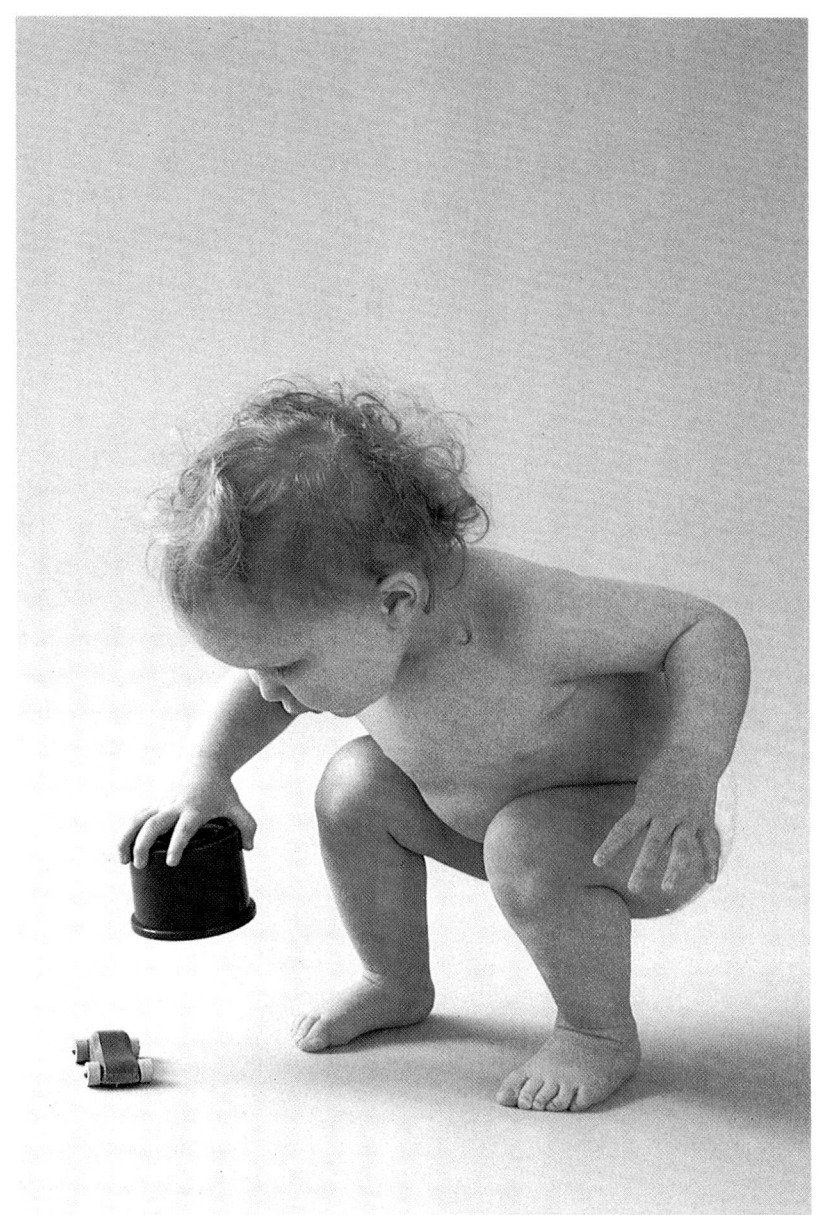

Still werden: Die Feldenkrais-Arbeit gibt uns Gelegenheit, still zu werden an einer Aufgabe, achtsam und aufmerksam, ähnlich wie dies Kinder tun, die mit Leib und Seele beim Spiel sind.

Lektion 1: Das eigene Gewicht spüren – sich selbst spüren

Jede Entdeckung: etwas mehr Bewußtheit

Ich nehme an, daß Sie im Moment sitzen. Nehmen Sie die Gelegenheit wahr zu spüren, wo Sie eigentlich Ihr Gewicht tragen. Sie erinnern sich: Vieles muß zusammenwirken, damit Sie diese Zeilen aufnehmen können. Dazu gehört zum Beispiel, daß Sie nicht nur das Gewicht dieses Buches tragen, sondern auch, zumindest teilweise, Ihr eigenes Gewicht. Setzen Sie sich auf einen Stuhl mit fester Fläche, einen Küchenstuhl beispielsweise. Rutschen Sie etwas vor zum Rand, ohne sich anzulehnen. und spüren Sie, wo Ihr Gewicht in dieser Stellung ruht. – Wo möchten Ihre Füße ruhen? – Brauchen Sie Ihre Füße, um zu sitzen? – Beginnen Sie, Ihr Gewicht etwas vor und zurück zu verlagern und fragen Sie sich, wann sich Ihr Bauch am freiesten fühlt, am wenigsten angestrengt. Wann ist er am meisten angestrengt? Vielleicht entdecken Sie, daß Sie dabei mit unterschiedlichen Stellen Ihres Gesäßes den Stuhl berühren. – In welcher Haltung fällt Ihnen das Atmen am leichtesten?

Erste Entdeckungen, gleichgültig welcher Art, führen schon zu etwas mehr Bewußtheit, zu einer klareren Empfindung für Ihr Gewicht, also für sich selbst.

Pausen sind notwendig

Bevor Sie jetzt fortfahren, wollen Sie vielleicht eine kleine Pause machen und Ihr Gewicht an die Lehne abgeben. Sie können jederzeit zwischendurch pausieren, es ist sogar wichtig, daß Sie dies tun, denn es gibt keinen Grund, irgendetwas mechanisch auszuführen, nur weil es gerade »angesagt« ist.

Wenn Sie sich jetzt wieder von der Lehne lösen, so daß Sie frei sitzen, Ihr Gewicht spüren – Ihren Kopf, ohne sich anzustrengen, nach links und rechts drehen – finden Sie, daß dies eine Bewegung ist, die Ihnen leicht fällt? – Fällt sie Ihnen auf einer Seite vielleicht leichter? – Ist es eine Bewegung, die Ihnen eher unangenehm ist, oder eine, die Ihnen gefällt? Ist die Bewegung in ihrer Art für Sie im Moment zufriedenstellend oder meinen Sie, sie könnte zufriedenstellender sein? – Vielleicht spüren Sie, wenn Sie zuvor schon eine ganze Weile gelesen haben, daß Sie im Nacken angestrengt sind. Bleiben Sie mit Ihrem Kopf wieder in der Mitte und spüren Sie, wo Sie Ihre Atmung als Bewegung wahrnehmen, wenn Sie so frei sitzen.

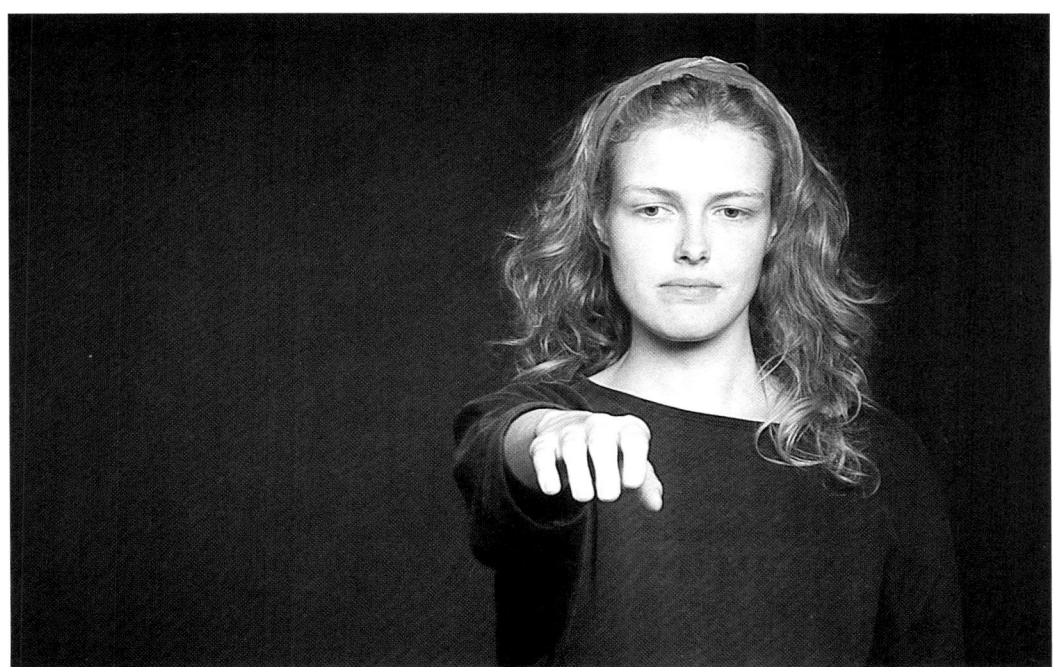

Alte Muster für neue Situationen: Wenn Sie Ihren Arm heben – finden Sie, daß Sie die Tendenz haben, Ihre Hand steif zu machen, wie Sie es vielleicht früher im Turnunterricht machen mußten? Dies ist ein kleines Beispiel dafür, wie wir, ohne nachzudenken, alte Muster für neue Situationen verwenden.

*Atmung
ist Bewegung*

Atmung ist Bewegung, sie begleitet uns immer, ob wir schlafen oder wachen, uns in einer Feldenkrais-Stunde befinden oder einen schweren Koffer heben, ob wir lachen oder weinen – und sie ist in all diesen Situationen jeweils eine andere. Deshalb kann es nicht darum gehen, eine bestimmte Atemtechnik zu erlernen, sondern darum, uns selbst zuzulassen, uns unsere Atmung zu erlauben, so daß sie ungehindert geschehen kann, gemäß der Notwendigkeit unseres Tuns.

Alte Muster für neue Situationen?

Wenn Sie sich ausgeruht haben, heben Sie doch Ihren rechten Arm vor sich in Schulterhöhe. – Achten Sie darauf, daß er nicht gebeugt ist, sondern im Ellenbogengelenk geöffnet, dabei aber nicht steif sein muß. – Finden Sie, daß Sie die Tendenz haben, Ihre Hand steif zu machen, wie Sie es vielleicht früher im Turnunterricht bei einer Übung machen mußten?

Das könnte Ihnen zeigen, daß Sie etwas, das möglicherweise Jahre zurückliegt und damals einen Zweck erfüllte, nämlich einer bestimmten Form gerecht zu werden, beibehalten, in Ihr Leben übernommen haben, ohne jemals zu überprüfen, ob es zweckmäßig oder dienlich ist.
Dies ist ein kleines Beispiel dafür, wie wir ohne nachzudenken alte Muster für neue Situationen verwenden.

Natürlich könnten Sie einwenden, daß es nicht die Welt verändert, ob Sie nun Ihren Arm mit versteifter Hand heben oder nicht (probieren Sie beides ruhig einige Male aus). Doch es wird sich sehr wohl etwas ändern, wenn Sie zu unterscheiden lernen zwischen dem, was Sie aus Gewohnheit tun, weil Sie es schon immer so gemacht haben, und dem, was die augenblickliche Situation verlangt.

*Probieren
Sie es aus*

Können Sie einen Unterschied feststellen in der Qualität des Armhebens mit unterschiedlicher Handhaltung? – Wie ist es, wenn Sie den Arm heben mit vollkommen hängender, schlapper Hand, wenn Sie also das Gegenteil ausprobieren? – Sie sehen, Sie haben verschiedene Möglichkeiten, Ihren Arm zu heben.

Unterscheiden lernen

Machen Sie sich nichts daraus, wenn das Ganze bei Ihnen im Augenblick mehr Fragen auslöst, statt etwas zu klären. Wir werden noch zu Bewegungen kommen, die Eindeutigeres möglich machen. Hier sind wir damit beschäftigt, klare Differenzierungsversuche anzugehen, wir versuchen, uns dem Spüren-Können zu nähern. Dafür brauchen Sie nicht nur ein gewisses Maß an Geduld, sondern auch und vor allem Mut.
Finden Sie den Mut, das Risiko einzugehen, daß nichts passiert. Finden Sie die Gelassenheit, um abzuwarten, was bei einer Bewegung tatsächlich geschehen will, statt vor lauter Angst, daß nichts geschieht, irgendetwas zu produzieren.

Produzierte und gelebte Bewegung

Der Drang, irgendeine Bewegung zu produzieren aus Angst, daß sonst nichts geschieht, ist von Mensch zu Mensch unterschiedlich stark ausgeprägt. Auch fällt er meist bei Menschen, die noch niemals mit Bewegung zu tun hatten, anders aus, als bei jenen, die davon schon etwas wissen. Nicht selten sind es gerade die in einer Bewegungsdisziplin oder Bewegungsform ausgebildeten Menschen, die sich mit der Feldenkrais-Arbeit sehr schwer tun, die »Profis« unter ihnen am schwersten. Häufig sind die Bewegungen von Menschen, die nicht so geprägt sind, reicher und lebendiger, weil nicht aufgrund von scheinbar Bekanntem produziert, sondern im Moment erspürt.
Sie werden entdecken, daß es Ihnen sehr wohl möglich ist, in dieser Hinsicht zu unterscheiden, und daß eine erspürte, lebendige Bewegung für Sie eine befriedigendere Bewegung ist.

Achtsam spielend experimentieren

Wenn Sie nun einige Male Ihren Arm gehoben und wieder nach unten gegeben haben, lassen Sie beide Arme für einen Moment auf Ihren Oberschenkeln liegen, danach an Ihren Seiten hängen. Spüren Sie, ob Sie dadurch, daß Sie einen Arm in dieser Weise bewegt haben, einen Unterschied in Ihrer linken und in Ihrer rechten Seite empfinden.
Wenn Sie dann soweit sind, erproben Sie auch mit Ihrem linken Arm die unterschiedlichen Möglichkeiten, die Ihnen schon bekannt sind. – Und was an Möglichkeiten liegt dazwischen?

Spannung – Entspannung

Viele Menschen haben den Wunsch, sich in ihrem Alltag völlig entspannen zu können, entspannt zu sein in ihrem Leben. Sie glauben, daß es dabei darum geht, loszulassen, loszulassen und nochmals loszulassen. Würden sie aber tatsächlich loslassen, hätten sie nicht mehr die Spannung, in ihrem Leben etwas auszurichten.

Über- und Unterspannung

Obwohl die meisten Menschen offensichtlich ein Zuviel an Spannung und Kraftaufwand bei ihren Bewegungen einsetzen, kann dies nicht nur als Überspannung bezeichnet werden, es muß gleichzeitig von einer Unterspannung die Rede sein. Wenn ich nicht mehr weiß, wie ich meinen Rücken einsetzen muß, um Gewicht tragen zu können, muß ich, um dies auszugleichen, zwangsläufig mehr arbeiten als ich »sollte«. Das heißt: Wenn ein Teil von mir eine Aufgabe nicht sinngemäß, nicht funktionsgerecht erfüllt, wenn es also zu einer Unterspannung kommt, müssen andere Teile dafür um so mehr leisten und sind dadurch in ständiger Überspannung. Daß dies zu Mißbehagen führt, zu Schmerzen oder gar ernsten Schäden, überdies zu dem unbefriedigenden Gefühl, sich nicht optimal zu nutzen, versteht sich von selbst.

Angemessene Spannung

Es geht also nicht um Entspannung, sondern um angemessene Spannung, den angemessenen Gebrauch unserer selbst, um den angemessenen Einsatz unserer Funktionen. Eine Qualität, die wir an Kindern beobachten können, die, werden sie in ihrem Tun nicht gestört, stets in angemessener Spannung auf wunderbare Weise ihren persönlichen Lernrhythmus, ihr eigenes Lernmaß entdecken. Auch dies hat nur vordergründig mit Bewegung zu tun, es ist vielmehr etwas, das unser ganzes Leben betrifft.

Wie wir mit der Schwerkraft umgehen

Vielleicht stehen Sie jetzt auf, heben Ihren Stuhl und stellen ihn wieder hin. – Wiederholen Sie dies einige Male, um sich Gelegenheit zu geben wahrzunehmen, wie Sie das tun.
Sie haben sicher gespürt, daß Sie Ihren Stuhl mit unterschiedlichem Kraftaufwand anheben können. Wie verändert sich Ihr Tun (wie verändern Sie sich selbst), wenn Sie das, was Sie tun, tatsächlich

Das Gewicht spüren

in Ihren Händen spüren. – Verändert sich das Anheben des Stuhls, wenn Sie spüren, wie Sie sein Gewicht gegen die Schwerkraft bewegen? – Wie ist es mit dem Wieder-Hinstellen des Stuhls, wenn Sie spüren, daß Sie sein Gewicht der Schwerkraft wieder überlassen? *Unsere Bewegungen sind ohne Schwerkraft nicht denkbar. Wir entwickeln uns in einer Umwelt, in der wir uns mit jeder Aktion nach der Schwerkraft auszurichten haben. Auf welche Weise wir dies tun, und wie weit wir uns in diesem Tun verbessern, prägt die Leichtigkeit unserer Bewegungen und die Qualität unseres Seins.*
Einerseits geht es darum, wie wir uns gegen die Schwerkraft aufrichter, andererseits darum, wie wir uns der Schwerkraft auch überlassen, wie wir ruhen können.

Wechselspiel Tun und Nicht-Tun

Dies führt uns zu dem Zusammenspiel von Tun und Nicht-Tun, dem ständigen Wechselspiel, das wir in unseren Bewegungen zulassen können.
Ein Zuviel an Spannung stellt sich immer dann ein, wenn eine Bewegung, eine Handlung, nicht zu Ende geführt wird.
Es gilt, achten zu lernen auf die Phasen des Ruhens, der Erholung in unseren tagtäglichen Bewegungen, zu erkennen, wann wir uns (und womit wir uns) der Schwerkraft überlassen können. Verstehen wir dies, brauchen wir keine »Erholung von Bewegung«, vielmehr kann dann Bewegung selbst Erholung sein. Dies ist nur möglich, wenn wir uns selbst spüren und all das, womit wir gerade umgehen: Den Stuhl, eine Tasse, den Fenstergriff, wenn wir ein Fenster öffnen, die Hand, die ein anderer uns gibt. Geben Sie tatsächlich Ihre Hand und damit dem Menschen, der vor Ihnen steht, die Möglichkeit, Sie zu spüren und wahrzunehmen? Nehmen Sie die Hand des Anderen wahr? Oder schütteln und drücken Sie die Hand lediglich?
All dies hat mit Spannung zu tun, und wenn Sie dies und Unzähliges mehr in Ihrem Alltag ausprobieren, werden Sie mehr über die »rechte«, die angemessene Spannung erfahren, als Ihnen dieses oder irgendein anderes Buch vermitteln kann.

Bewegung kann Erholung sein

Lektion 2: Sich drehen und die Welt wahrnehmen

Nachdem Sie mit Hilfe des Gewichts Ihres Stuhls gelernt haben abzuwägen, spüren Sie jetzt, auf Ihrem Stuhl sitzend, noch einmal, wie es Ihnen mit dem Armheben ergeht.
Vielleicht nehmen Sie jetzt wahr, daß Ihr Arm ein bestimmtes Gewicht hat, und daß diese Wahrnehmung deutlich die Qualität Ihrer Bewegung prägt. Wie und wo spüren Sie mittlerweile Ihr Gewicht im Sitzen? – Hat sich da etwas verändert?
Heben Sie dann Ihren rechten Arm noch einmal in Schulterhöhe und drehen Sie sich nach rechts – nur so weit, wie es Ihnen ohne Mühe möglich ist und so lange Sie nicht das Gefühl haben, etwas zu erzwingen. – Wo immer Sie angekommen sind, verweilen Sie einen Augenblick, schauen Sie auf den Punkt an der Wand, den Sie finden, wenn Sie die Linie Ihres angehobenen rechten Arms mit den Augen verlängern: Dies ist Ihr Bezugspunkt in dieser Lektion.

Nichts erzwingen

Auf die Qualität der Bewegung achten

Wiederholen Sie die Bewegung einige Male und achten Sie dabei auf ihre Qualität. – Ist die Bewegung zum Beispiel fließend und vergleichbar einer Schlittschuhfahrt auf glattem Eis, oder hat sie da und dort Unterbrechungen, ist sie holprig wie etwa eine Fahrradfahrt auf einem Feldweg?
Bitte bewerten Sie dies nicht, beobachten Sie es nur; es ist wertvoll für Ihr Lernen.
Achten Sie darauf, daß Sie immer dann, wenn Sie sich angestrengt fühlen (am besten natürlich, bevor das der Fall ist) eine Pause einlegen und Ihren Arm sich ausruhen lassen.
Wenn Sie dann fortfahren wollen, lassen Sie sich wieder frei sitzen und heben wiederum Ihren rechten Arm. Wenn Sie ihn nach rechts bewegen, lassen Sie Ihren Kopf und damit Ihre Augen sich nach links drehen – wenn Ihr Arm wieder vorn ist, befinden sich Kopf und Augen auch wieder an ihrem Ausgangsort.
Machen Sie diese Bewegung so oft, bis sie Ihnen klarer ist und so, daß Sie jedes Mal Neues erfahren können. So kann jede Bewegung etwas profitieren von dem, was Sie in den vorangegangenen Bewegungen herausgefunden haben.

Pausen!

Entwicklung zu mehr Leichtigkeit

Lassen Sie sich atmen, ohne besonders atmen zu wollen.
Kann Ihre Atmung einfach geschehen, kann sie sich eventuell verändern, so, wie sie es will? – Erspüren Sie, ob Ihnen diese Drehbewegungen Spaß machen und ob Sie eine Entwicklung hin zur Leichtigkeit durchleben können.
Wenn Sie dann vielleicht Ihren Arm einen Augenblick der Schwerkraft überlassen – danach die anfängliche Bewegung wiederholen, also Kopf und Arm nach rechts drehen – bemerken Sie einen Unterschied? Im Ausmaß der Drehung vielleicht? – Was vom Raum können Sie jetzt sehen? Ist es möglich, daß Ihre Drehung sich mehr oder weniger vergrößert hat, da Sie einige Male nicht in die Richtung geschaut haben, in die Sie ursprünglich schauen wollten, sondern in die entgegengesetzte? – Vielleicht können Sie auch beobachten, daß Ihre Drehung weniger holprig ist als zuvor. – Vielleicht finden Sie die Drehbewegungen einfach nur verändert, ohne daß Sie sagen könnten, was tatsächlich verändert ist.

Scheuklappen erkennen

Bewußt differenzieren

Wenn Sie sich etwas ausgeruht haben und die Bewegungen wieder aufnehmen – sitzen Sie auf dem vorderen Teil des Stuhls? – Spüren Sie Ihre Füße? – Wo ist Ihr Gewicht jetzt? – Spüren Sie Ihre Berührung mit Boden und Stuhl. – Gehen Sie wieder in die Drehbewegung – bewegen Sie Ihren Arm nach rechts, lassen Sie Ihre Augen Ihrer Hand folgen, während sich Ihr Kopf nach links dreht. – Achten Sie darauf, daß Ihre Augen in einer weichen Bewegung mit nach rechts gehen; gehen Sie mit dem Arm nur so weit, wie Ihre Augen noch auf der Hand ruhen können. Diese Bewegungen müssen nicht besonders groß ausgeführt werden, aber es ist wichtig, klar zu differenzieren, so daß sich die Bewegung bei jeder Wiederholung müheloser anfühlt.
Das Maß, in dem wir unsere Bewegungen bewußt differenzieren, das erfahrene Wissen, daß wir nicht aus einem Block bestehen, sondern aus vielen, auf wunderbare Weise miteinander verbundenen Räumen und Gliedern, die ein Ganzes bilden, ist entscheidend dafür, welchen (Bewegungs-)Freiraum wir uns zugestehen, wie vital und kreativ wir mit uns und unserer Umwelt umgehen.

Eine besondere Rolle spielt dabei, daß wir die Wahl haben zur freien Beweglichkeit und Differenziertheit unseres Kopfes, unserer Augen, des Schultergürtels; nur so können wir uns wirklich dem zuwenden, was um uns herum passiert.

Wahrnehmen – wie Kinder es tun

Wenn wir Kinder beobachten, wie sie mit Hilfe der Kopfdrehung ihre Sinnesorgane optimal einsetzen können, werden wir die Wichtigkeit dieser Drehbewegungen für unser eigenes Wahrnehmen wieder erfassen können. Es ist wunderbar anzuschauen, wie vollendet Kinder ihren Kopf halten, um alle Bewegungen frei auszuführen, und es kann betrübt stimmen, wenn wir Erwachsene beobachten, die mit mehr oder weniger großen, unsichtbaren »Scheuklappen« durchs Leben gehen, oft unfähig, ihren Blickwinkel zu verändern.

Überflüssige Spannung macht alles schwieriger

Wie fühlt sich Ihr Gesicht an? – Können Sie diese Bewegung ausführen, ohne verbissen dabei zu sein, ist es Ihnen möglich, den Unterkiefer nicht anzuspannen, die Stirn nicht unnötig zu runzeln, die Zunge weich in der Mundhöhle liegen zu lassen?

Sie werden feststellen, wie sehr es Ihren Bewegungen hilft, wenn Sie diese überflüssige Spannung (und anderes, das Sie nach und nach entdecken können) in Ihrem Gesicht aufgeben. Die Zähne aufeinander zu beißen bedeutet stets, daß wir sehr bemüht sind, etwas Bestimmtes zu bewältigen. *Dieses verbissene Wollen macht uns alles, was immer es auch sei, schwieriger!*

Vertrautwerden mit der Aufmerksamkeit

Wenn Sie das Gefühl haben, mit dieser Bewegung genügend vertraut zu sein, wiederholen Sie die anfängliche Bewegung – drehen Sie also Kopf, Augen und Arm in dieselbe Richtung – aber nicht, ohne vorher einen Moment alles sein zu lassen und sich auszuruhen.

Immer wieder: ausruhen

Nicht die Bewegungen sind es, die uns erschöpfen, uns zu stark fordern, sondern die den meisten Menschen ungewohnte Art der Aufmerksamkeit für die kleinsten Vorgänge – und gerade dabei brauchen Sie Pausen.

Der Kraftaufwand wird geringer

Wenn Sie allmählich vertrauter werden mit den Prozessen der Differenzierung, ist die Anstrengung nicht mehr so groß. Sie können dann mehr leisten – und das mit geringerem Kraftaufwand.
Die Unterbrechungen dienen dann weniger der »Erholung« als vielmehr dazu, der vorangegangenen Bewegung nachzuspüren und Unterschiede wahrzunehmen.
Wiederholen Sie also die anfängliche Bewegung – wie geht es Ihnen jetzt, nachdem Sie Kopf und Augen voneinander differenziert haben? – Wie weit können Sie sich jetzt drehen? – Hat sich etwas verändert? – Was können Sie jetzt von Ihrer Umwelt wahrnehmen? – Können Sie die Drehung so, wie Sie sie mittlerweile ausführen, etwas mehr genießen, sich an ihr freuen?
Achten Sie wiederum nicht allein darauf, wie weit Sie sich drehen können, sondern vor allem auf die Qualität dessen, was Sie tun – auf die Art, in der Sie sich aus einer Situation in die nächste verändern, und auch wieder zurückkommen können.
Machen Sie sich immer wieder bewußt, daß es nicht um Bewegung als solche geht, sondern daß Sie anhand Ihrer Bewegungen sich selbst anschauen.

Was ist Ihnen bewußt geworden?

Mancher mag sich jetzt weniger weit drehen als zu Anfang. Dies ist willkommen zu heißen, denn es kann diesem Menschen zum ersten Mal bewußt geworden sein, daß er sich zwingt, besonders »gut« zu sein – und deshalb ständig zuviel tut.
Den meisten Menschen ist dieses »Gut-sein-Wollen weil Gut-sein-Müssen« zunächst kaum bewußt; sie haben es sich so »einverleibt«, daß es ihnen gar nicht auffällt.
Wenn Sie sich tatsächlich weniger weit drehen als zu Anfang, können Sie sich freuen; indem Sie so Ihren Ehrgeiz aufgeben konnten, sind Sie möglicherweise dem etwas näher gerückt, das für Sie angemessen ist.

Verändertes Körperbild – verändertes Ich-Bild

Vielleicht nehmen Sie jetzt auch Ihren ersten Bezugspunkt wahr und spüren, wie Sie ihn bei jeder Drehung hinter sich lassen können. Vielleicht wird Ihnen auf diese Weise bewußt, daß die anfängliche Begrenzung offensichtlich nicht Ihre wirkliche Grenze ist (übrigens die, bei der Sie jetzt angekommen sind, auch nicht unbedingt).

Eigene Grenzen erkennen und überwinden

Bewegen Sie sich einfach einige Male hin und her auf dem neu gewonnenen Stück Freiheit zwischen Ihrem alten Bezugspunkt und dem neuen.

Bedenken Sie, was Sie wohl daran gehindert haben mag, Ihre Drehung von Anfang an so auszuführen, wie es Ihnen jetzt möglich ist. Sicher sehen Sie, daß Ihre Begrenzung nicht darin begründet lag, daß Ihre Muskeln und Bänder zu kurz sind oder Ihre Gelenke blockiert. Vielleicht erkennen Sie, daß die »Blockade« in Ihrem Kopf war, genauer: in Ihrem begrenzten Umgang mit sich selbst, dem begrenzten Umgang mit Ihren Möglichkeiten, die Ihnen für eine solche Drehung zur Verfügung stehen.

Das Körperbild vervollständigen

Mit all diesen Bewegungen haben Sie ein Stück »Denkarbeit« geleistet: Sie haben das Bild Ihrer selbst, wie es in Ihrem Gehirn eingeprägt ist, erweitert, Sie haben ein anderes, ein vollständigeres Körperbild erlangt und also ein verändertes Ich-Bild – nur das, was zu tun wir denken oder uns vorstellen können, können wir tatsächlich anwenden und tun.

Spüren von Unterschieden verhilft zu mehr Bewußtheit

Wenn Sie dann so weit sind, lassen Sie einfach Ihren Arm sinken und spüren nach, wie sich Ihre linke Seite, wie sich Ihre rechte Seite jetzt anfühlt – spüren Sie Unterschiede? – Wenn ja, wo vor allem spüren Sie diese Unterschiede? – Wie liegen Ihre Arme und Hände, wenn sie auf Ihren Oberschenkeln liegen – wie können sie jetzt hängen – nehmen Sie Ihre rechte und linke Schulter wahr.

Wie weit erfahren Sie Ihr Blickfeld auf beiden Seiten, wenn Sie nach vorn schauen? – Wie dreht sich Ihr Kopf jetzt in die beiden Richtungen?

Wahrnehmen, was offensichtlich ist

Weiß Ihr Kopf in der Art, in der er sich nach links oder rechts dreht, davon, daß Ihnen im Moment vielleicht Ihre rechte Seite klarer ist als die linke? – Können Sie sich noch an den Anfang erinnern, als Sie Ihren Kopf nach links, nach rechts gedreht haben?

Die Antworten auf diese Fragen können Ihnen helfen, Ihre Achtsamkeit in der Wahrnehmung Ihrer selbst dahin und dorthin zu lenken; aber es bleibt Ihnen überlassen, das wahrzunehmen, was immer für Sie jetzt offensichtlich ist. Und das mag etwas anderes sein, als das, worauf ich Sie hingewiesen habe.

Achten Sie auch auf Ihre beiden Gesichtshälften; empfinden Sie Ihre Augen als gleichgroß? – Wenn Sie etwas lächeln, wie weit reichen Ihre beiden Mundwinkel hin zum linken, wie weit zum rechten Ohr? Sie können die Drehbewegung auch mit dem linken Arm nach links probieren und sehen, wie es Ihnen in dieser Richtung ergeht.

Noch haben Sie sich ja nicht allzu viel bewegt. Wenn Sie also einen Unterschied spüren, dann kann das weniger damit zusammenhängen, daß Sie die rechte Seite »trainiert« haben und die linke nicht. Es hängt vielmehr mit der Tatsache zusammen, daß Sie die rechte Seite mit mehr Aufmerksamkeit bedacht haben als die linke. Das heißt: Das Bild, mit dem Ihre rechte Seite in Ihrem Gehirn repräsentiert ist, hat sich etwas mehr geklärt.

Erfahren Sie sich auch im Stehen –

– und Gehen

Erfahren Sie sich und eventuelle Unterschiede auch im Stehen. – Was können Sie in Ihrer linken, was in Ihrer rechten Seite wahrnehmen? – Wenn Sie hinter sich schauen wollen, drehen Sie sich eher links herum oder eher rechts herum? – Vielleicht gehen Sie ein paar Schritte – wissen Ihre Füße, was Sie an Bewegungen durchlebt haben?

Gehen Sie auch ein paar Schritte rückwärts und spüren Sie, über welche Schulter Sie vielleicht lieber nach hinten schauen.

Lassen Sie alles sein, machen Sie etwas ganz anderes, machen Sie eine Pause.

Lektion 3: Die Kraft der Vorstellung

Bewegung denken –

– achtsam und genau

Spüren Sie Unterschiede?

In der Feldenkrais-Arbeit benutzen wir die Tatsache, daß wir eine linke und eine rechte Hälfte besitzen, um den Prozeß des Sich-bewußt-Werdens zu unterstützen. Wir regen an, Bewegungen zunächst nur auf einer Seite auszuführen. So ist der Unterschied spürbar zwischen dem, was ist, und dem, was uns auch möglich ist – nämlich dadurch, daß wir uns bewußt werden. Wir können die Bewegung mit Hilfe unseres Denkens und unserer Vorstellungskraft auf die andere Seite übertragen. Dabei können wir entdecken, daß uns eine Bewegung, die wir auf einer Seite nur ein paar Minuten gedanklich ausgeführt haben, viel leichter fallen mag, daß sie müheloser und selbstverständlicher sein kann als auf der Seite, auf der wir sie tatsächlich ausgeführt haben. Dies wird natürlich nur möglich, wenn das Denken von Bewegung achtsam und genau geschieht, also kein Vor-sich-hin-Träumen ist. Führen Sie zunächst einige Drehungen mit gehobenem linken Arm nach links aus, merken Sie sich dort Ihren Bezugspunkt, so daß Sie am Ende der Lektion vergleichen können. Dann lassen Sie Ihren Arm ruhen und stellen sich Schritt für Schritt (nicht ohne Pausen zu machen) die einzelnen Möglichkeiten der Drehung vor. Sie werden die Erfahrung machen, daß Ihr Denken von Bewegung ebensoviel Aufmerksamkeit verlangt wie das Bewegen selbst, und Sie auch, vor allem am Anfang, anzustrengen vermag. Wenn Ihnen das Denken einer bestimmten Bewegung schwierig erscheint oder nicht möglich ist, können Sie die Bewegung auf der schon bewegten Seite wiederholen, so daß sie Ihnen wieder klarer ist, und erst dann versuchen, sie sich auf der anderen Seite vorzustellen.

Wenn Sie dann soweit sind, heben Sie Ihren Arm und gehen in die Linksdrehung, spüren Sie, wie weit Sie kommen und vor allem, mit welcher Qualität Sie sich drehen – wie weit können Sie Ihren ersten Bezugspunkt hinter sich lassen? – Wie fließend ist die Drehung? – Wie war das auf der anderen Seite, auf der Sie die Bewegung nicht vorgedacht haben? – Welche Drehung erscheint Ihnen selbstverständlicher? – Wie groß ist jetzt Ihr Bewegungsradius, wenn Sie sich abwechselnd nach links und nach rechts drehen? Und wieviel können Sie jetzt von Ihrer Umgebung wahrnehmen? – Wie ist es, wenn Sie dann Ihren Kopf nach links und nach rechts drehen – gibt es einen Unterschied zu vorher?

Sich drehen und die Welt wahrnehmen:
Heben Sie Ihren linken Arm, gehen Sie in die Linksdrehung, spüren Sie, wie weit sie kommen. Sie können mit dieser Bewegung weitere Möglichkeiten entwickeln, die Ihnen Aufschluß geben über das, was Drehung bedeuten kann.

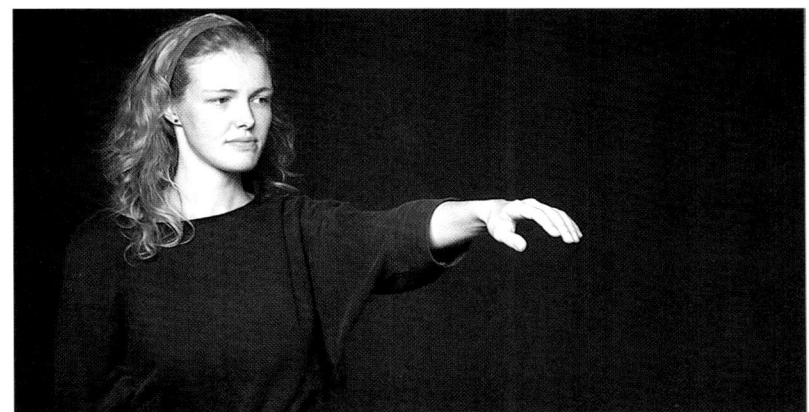

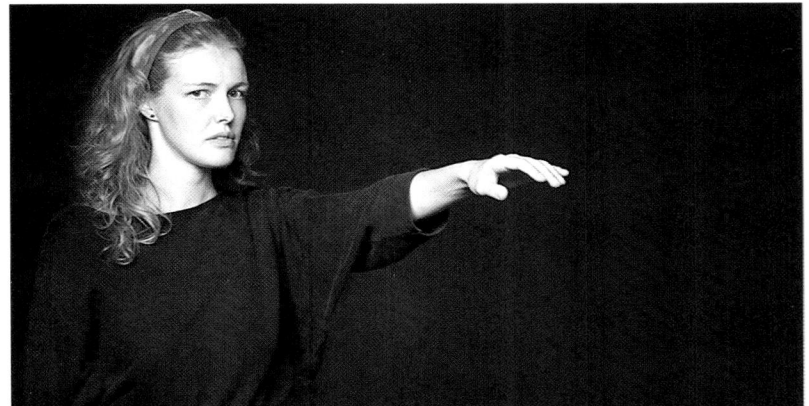

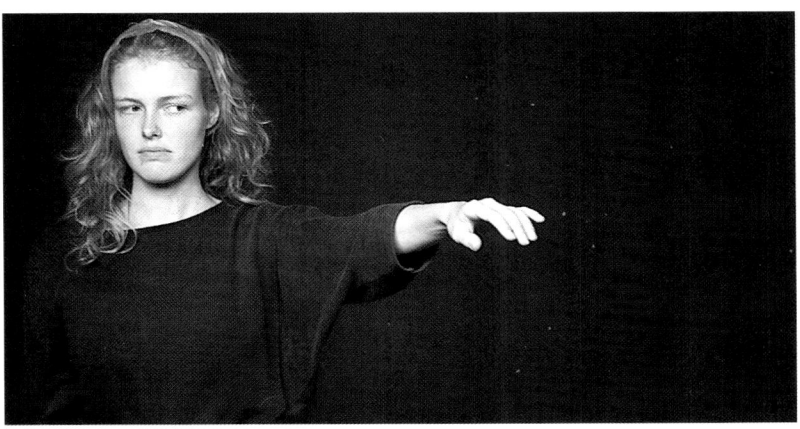

*Die Macht
unseres Denkens*

Machen Sie sich bei alldem bewußt: Auf der rechten Seite waren Sie vielleicht eine halbe Stunde beschäftigt, für das Denken der Bewegung nach links haben Sie vielleicht fünf Minuten gebraucht.
Wenn Sie dies bedenken, werden Sie viel lernen über die Macht unseres Denkens, darüber, wie wir als Ganzes funktionieren und wie unsere Bewegungen und Handlungen klar oder unklar sind – dem Bild entsprechend, das wir uns von ihnen und von uns machen.

Der Fantasie sind keine Grenzen gesetzt

Sie können mit diesen Bewegungen weitere Möglichkeiten entwickeln, die Ihnen Aufschluß geben über das, was Drehung darüber hinaus bedeuten kann – dann nämlich, wenn sich nicht nur ein Teil von Ihnen dreht, sondern Sie sich als ganzer Mensch so organisieren und ausrichten, daß Sie in diese und jene Richtung schauen und wahrnehmen können. Sie können diese Bewegungsabfolge ausprobieren, wenn Sie umgekehrt auf Ihrem Stuhl sitzen, die Lehne vor sich, die Beine weit geöffnet. – Wie verändert dies Ihre Erfahrung und Ihre Drehung? Vielleicht probieren Sie an einem anderen Tag die ganze Abfolge im Stehen? – Was bewirkt es, wenn dann Ihr Gewicht nicht mehr zum größten Teil im Becken ruht, sondern auf Ihren Füßen, das Becken somit in seiner Bewegung unbegrenzt bleibt?

»Spielmöglichkeiten«

Vielleicht probieren Sie die Drehung abwechselnd mit einem Fuß am Boden, den anderen auf dem Stuhl. Es gibt unendlich viele »Spielmöglichkeiten« bei diesen Bewegungen; Ihrer Fantasie und Ihrem Einfallsreichtum sind keine Grenzen gesetzt.
Nachdem Sie die eine oder andere Differenzierung gemacht haben, können Sie die Drehung auch mit geschlossenen Augen ausführen. Öffnen Sie die Augen erst dann, wenn Sie angekommen sind; so verhindern Sie, daß Ihre Augen Sie dort anhalten lassen, wo Sie anzuhalten gewohnt waren, und nicht an jenem Punkt, an dem es Ihnen mittlerweile entspricht.

Das eigene Vermögen spüren

In der Feldenkrais-Arbeit versuchen wir immer wieder, ein Gefühl für uns selbst zu entwickeln, uns für unsere Grenzen zu sensibilisieren, sie zu beachten und sie dadurch Schritt für Schritt zu überschreiten.
Versuchen Sie zunächst, bei allen Bewegungen das zu spüren, was Ihnen möglich ist. Zwingen Sie sich niemals gegen Widerstand oder Schmerz zu einer Bewegung; machen Sie lieber weniger an Bewegung, verstehen Sie aber immer mehr vom Ganzen. Wenn Ihnen eine Bewegung nicht ohne Schmerzen möglich ist, dann bewegen Sie sich nur in Gedanken – achtsam und genau.

Beginnen Sie mit jener Seite, auf der Bewegung Ihnen leicht fällt, statt Ihre Aufmerksamkeit auf das zu lenken, was für Sie schwieriger ist oder Ihnen weh tut. Eine »Problem-« oder »wehe« Seite ist zum einen meist besetzt mit »ich kann nicht« und wird deshalb weniger leicht wandelbar sein als die andere; zum anderen aber fühlt sie sich, vielleicht zum ersten Mal seit langer Zeit, befreit. Sie wird im wahrsten Sinn des Wortes »aufatmen« können, weil sie nicht mehr bedacht wird mit der ehrgeizigen Aufmerksamkeit, sich verändern zu müssen. So kann die Fähigkeit unseres Nervensystems, mit Hilfe der Vorstellungskraft Bewegung von einer Seite zur anderen zu übertragen, nützlich sein –
die »schlechte« Seite lernt von der »guten«.

Nichts erzwingen gegen Widerstand oder Schmerz

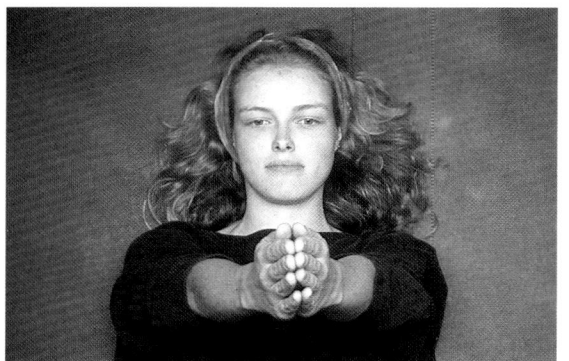 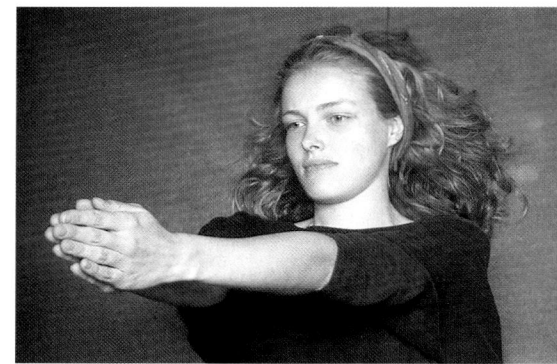

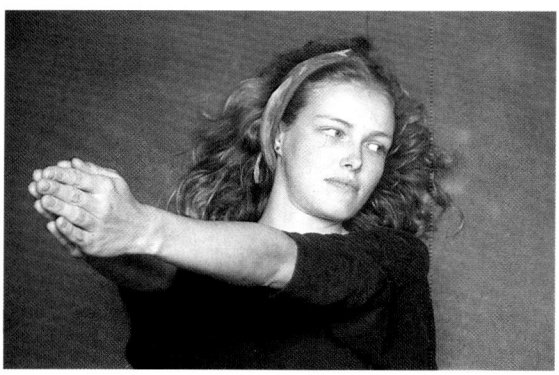 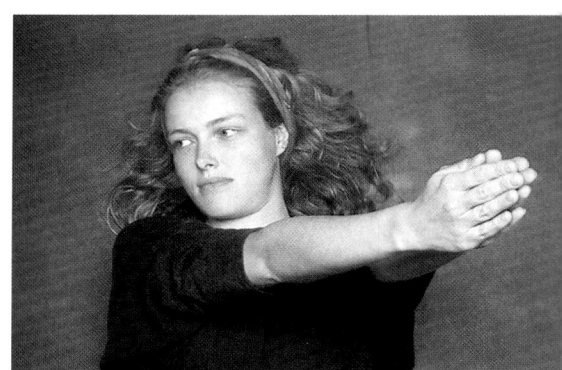

Ihrer Fantasie sind keine Grenzen gesetzt:
Es gibt unendlich viele »Spielmöglichkeiten« bei Ihren Bewegungen – probieren Sie es aus. Strengen Sie sich dabei nicht an; es gibt nicht viel zu tun, aber möglicherweise einiges zu spüren.

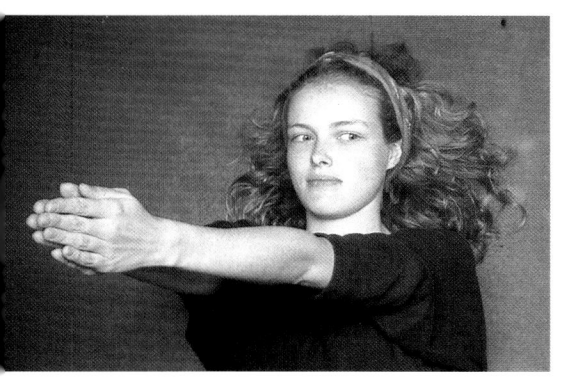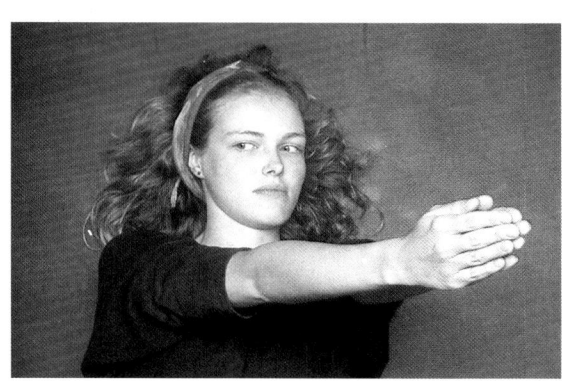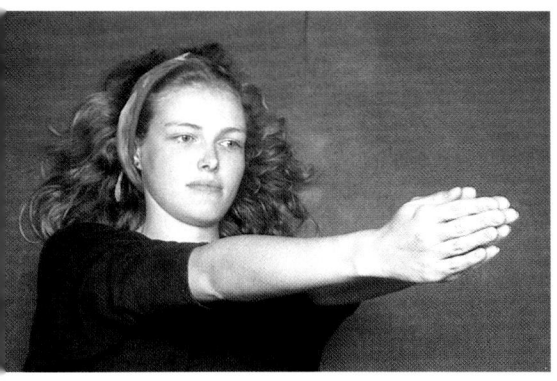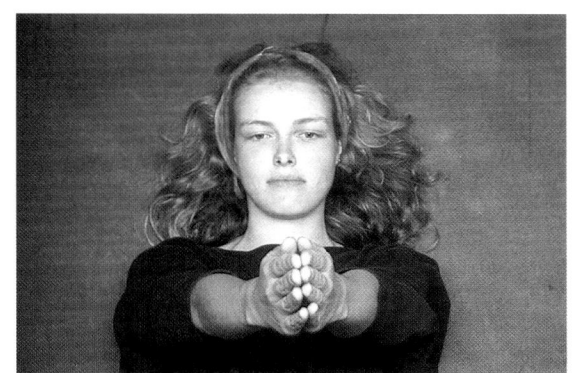

Lektion 4: Die Ordnung des Ganzen

Unter der Voraussetzung, daß wir uns darauf besinnen, ermöglicht uns unser Nervensystem ein optimales Ausüben dessen, was von uns getan werden muß. Es strebt nicht nur ständig danach, diese Fähigkeit aufrechtzuerhalten, sondern versucht auch in hohem Maße, unseren unachtsamen, oft schädigenden Umgang mit uns selbst auszugleichen – selbst dann noch, wenn wir auf so deutliche Signale wie Schmerz und Verschleiß nicht hören.

Alle Teile unseres Selbst sind miteinander verbunden

Unser Nervensystem ist also bemüht, die Ordnung des Ganzen zu bewahren. Verändert sich ein Teil vom Ganzen, dann verändern sich alle anderen Teile mit. Das bedeutet: Die Art, in der wir unsere Füße beim Stehen benutzen, können wir nicht verändern oder verbessern, ohne damit nicht auch unser Becken, die Schultern, den Nacken zu verändern und zu verbessern. Wir können uns nicht an der rechten Seite verändern, ohne dadurch nicht auch die linke Seite verändert zu haben. Über die innige Verbindung aller Teile unseres Selbst, ihre Untrennbarkeit, werden Sie sich mit Hilfe der folgenden Lektion größere Klarheit verschaffen können.

Wie geht's heute? Das Gehen

Gehen Sie etwas im Raum herum und spüren Sie, wie es Ihnen dabei geht, was Ihnen dabei an sich selbst, der Art, wie Sie sich fortbewegen, bewußt wird.

Erforschen Sie all dies – oder anderes

Wo zum Beispiel spüren Sie Bewegung durch die Tatsache, daß Sie einen Schritt nach dem andern machen? – Spüren Sie außer in den Füßen und den Beinen Bewegung auch anderswo? – Wo können Sie Ihre Atembewegung spüren, wenn Sie gehen? – Wie geht's Ihrem Nacken dabei, wie Ihrem Kopf? – Wie geht's rückwärts? – Wenn Sie wieder vorwärts gehen, ist es Ihnen möglich, auf einer Geraden zu gehen, obwohl Sie nach hinten schauen? – Gelingt Ihnen das besser, wenn Sie es links herum oder wenn Sie es rechts herum tun? – Haben Sie sich dabei an einige Erfahrungen aus den vorigen Lektionen erinnert?

Sie können all dies erforschen oder auch anderes, das Ihnen selbst als »fragwürdig« erscheint, und so ein Gefühl für Ihre Gehbewegungen durch den Raum und für deren Qualität entwickeln.

Wie geht's heute?
Das Gehen: Gehen Sie etwas im Raum herum, spüren Sie, wie es Ihnen dabei geht, was Ihnen dabei an sich selbst bewußt wird. – Gehen ist uns Notwendigkeit in unserem Alltag.

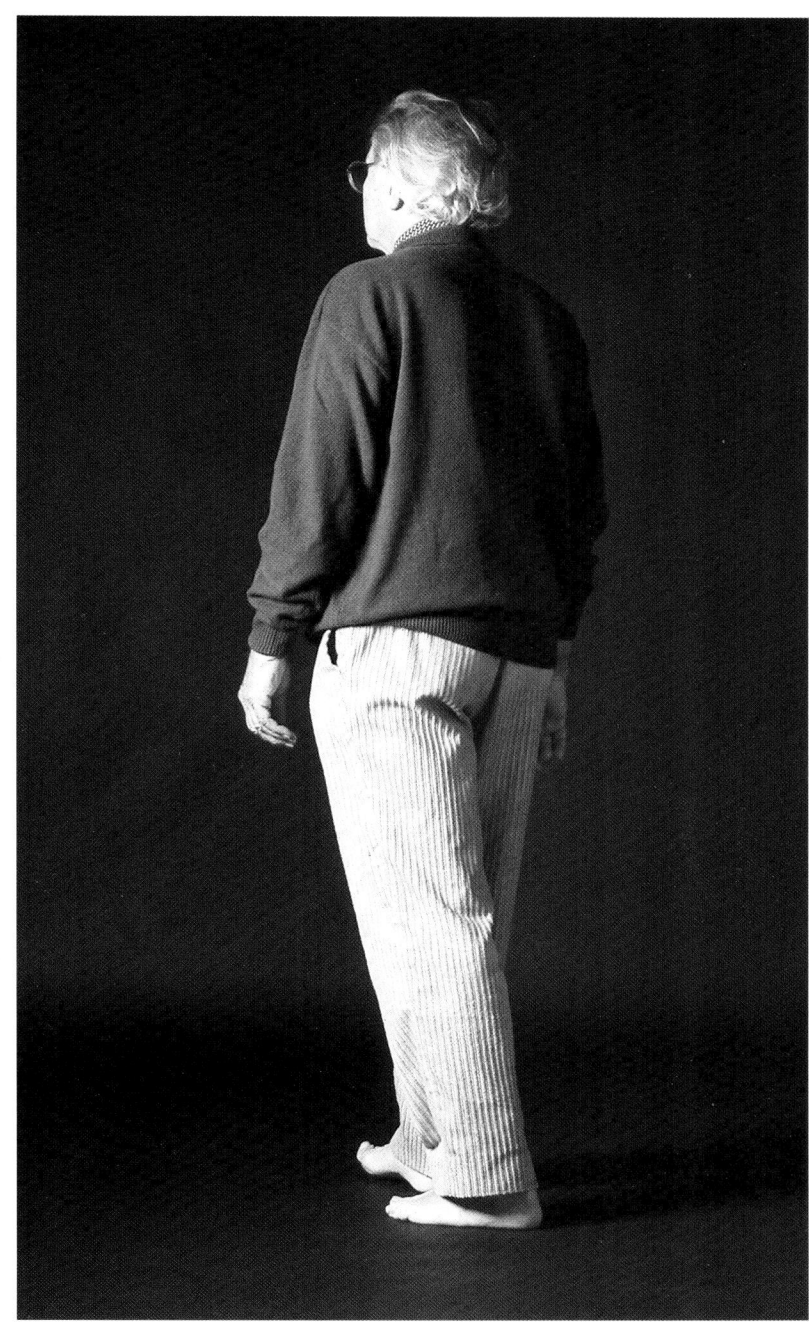

Stehen und Gehen: Notwendigkeit im Alltag

Ich beginne eine Gruppenarbeit gern mit dem Gehen. Es ist dies eine Bewegung, uns allen bekannt, die den gemeinsamen Nenner darstellt, auf den wir uns alle beziehen können. Wir alle sind gegangen, um an dem Platz zu sein, an dem wir uns gerade befinden; wir werden auch wieder gehen, um diesen Platz zu verlassen. Ebenso wie das Stehen ist uns das Gehen Notwendigkeit im Alltag. Auch nach einer Lektion, die am Boden geschehen ist, überprüfen wir das Stehen und Gehen auf Veränderung, die sich ergeben haben mag.

Findet die Umsetzung einer Erfahrung von einem Bereich in andere Bereiche nicht statt, so findet Lernen nicht wirklich statt.

Ankommen, sich annehmen

Legen Sie sich dann einfach auf den Boden, auf Ihren Rücken. Nehmen Sie sich etwas Zeit, anzukommen: Spüren Sie den Kontakt Ihrer Rückseite zum Boden. Da gibt es Flächen, die gut aufliegen, und Flächen, die keinen Kontakt zum Boden haben. Lassen Sie sich unter dem Aspekt von Kontakt und Nichtkontakt Ihre Wirbelsäule spüren. Sie werden feststellen, daß nicht alle Wirbel den Boden berühren – welche berühren ihn, welche nicht?

Lassen Sie sich Zeit

Sie werden dann auch feststellen können, wie groß der Raum zwischen Ihnen und dem Boden im unteren Bereich der Wirbelsäule ist, wie groß unter Ihrem Nacken. – Sind diese Räume gleichgroß? – Wenn nicht, welcher ist größer, höher? – Würde in den einen oder anderen Raum eine flache Hand passen oder schon eher eine Faust? Die Art, wie unsere Wirbelsäule sich im Verhältnis zum Boden befindet, welche Wirbel aufliegen, welche nicht aufliegen, ist bei jedem von uns anders – je nachdem, wie wir uns angewöhnt haben, uns mit Hilfe der Wirbelsäule zu tragen, uns zu bewegen, je nach persönlicher Geschichte.

Jeder von uns hat also von vornherein eine andere Ausgangslage. Daraus läßt sich verstehen, daß es keine Lektion gibt, die für alle Menschen das gleiche bewirkt.

Gehen Sie ruhig mit Ihrer Aufmerksamkeit einige Male an Ihrer Wirbelsäule entlang – vom Schädelrand bis zum Becken. Können Sie feststellen, ob sich das Verhältnis Ihrer Wirbelsäule zum Boden mit Ihrer Ein- oder Ausatmung verändert?

Die Wirbelsäule – nichts an ihr ist fest

Sie werden erfahren, daß Ihre Wirbelsäule sehr veränderbar ist; nichts an ihr ist fest – außer vielleicht unserem Glauben, daß sie fest sei. Gehen Sie dann etwas weiter im Spüren, helfen Sie sich damit, daß Sie wieder Ihre beiden Hälften miteinander vergleichen. Vergleichen Sie den Kontakt mit dem Boden auf der linken und der rechten Seite, vergleichen Sie die Größe der Auflageflächen, die Gewichtsverteilung in den beiden Seiten.

Wenn Sie Ihre Aufmerksamkeit in die Bereiche Becken, Brustkorb und Kopf lenken, so werden Sie vielleicht spüren können, daß eine Seite Ihres Beckens etwas tiefer liegt als die andere, oder daß eine Seite Ihnen größer oder schwerer vorkommt. – Versuchen Sie, die Unterschiede zu finden und für sich zu benennen.

Wie ist es, wenn Sie Ihre linke und Ihre rechte Hälfte im Brustkorbbereich miteinander vergleichen? – Liegen Ihre Rippen auf die gleiche Weise auf? – Erfahren Sie Ihre Schulterblätter als gleichgroß? – Vielleicht ist das eine etwas sperriger am Boden zu spüren als das andere. – Wo berührt Ihr Hinterkopf den Boden? – In der Mitte, so daß Ihre Nase direkt nach oben zeigt – oder eher etwas nach links oder nach rechts? Das würde bedeuten, daß Sie mehr in der linken oder mehr in der rechten Hälfte aufliegen. Nehmen Sie all dies wahr, ohne gleich verändern, ohne sich »zurechtrücken« zu wollen.

Die Ausgangssituation akzeptieren

Wahrnehmen, nicht »zurechtrücken«

Eine Symmetrie anzustreben, die zu diesem Zeitpunkt möglicherweise aufgesetzt ist, wäre voreilig. Nur wenn Sie in der Lage sind, Ihre Ausgangssituation zu akzeptieren, können Sie diese genau wahrnehmen und haben am Ende Ihrer Lektion die Möglichkeit, zu vergleichen. Nur so können Sie durch sich selbst und an sich selbst Ihre Fortschritte sehen.

Bei sich sein und bei sich bleiben

Was können Sie spüren, wenn Sie nun die Lage Ihres rechten und Ihres linken Beins miteinander vergleichen – die Räume unter den Kniekehlen – liegt ein Fuß mit seiner Außenkante vielleicht etwas näher am Boden als der andere? – Ist dies die Seite, auf der Sie etwas mehr Gewicht im Becken gespürt haben, oder zu der Ihre Nase sich etwas hingeneigt hat? – Stellen Sie gleich zu Anfang einer Lektion und immer wieder zwischendurch die Beziehung her zwischen einzelnen Bereichen Ihres Körpers, selbst wenn sie so weit auseinander liegen wie Fuß und Nase.

Das Ganze spüren, nicht nur einzelne Bereiche

Können Sie auch Ihre Arme miteinander vergleichen? Wie ist es mit den Abständen zwischen Ihrer Hüfte und der linken Hand, der Hüfte und der rechten Hand – sind sie gleichgroß oder unterschiedlich groß? – Sind die Arme gleichlang? – Wenn nicht, welcher Arm fühlt sich länger an?

Wenn Sie sich so »durchgekämmt« haben, werden Sie sich schon allein dadurch Ihrer selbst mehr gewahr sein als zu Anfang der Lektion. Sie sind jetzt vielleicht wirklich bei sich und damit auf dem Boden angekommen. Bitte nehmen Sie sich am Anfang für das Durchkämmen, das Ankommen, viel Zeit; allmählich wird sich Ihre Fähigkeit, sich Ihrer Lage bewußt zu werden, mehr und mehr ausbilden.

Es ist für uns um vieles einfacher, uns im Verhältnis zum Boden wahrzunehmen, als zum Beispiel im Raum stehend, wo nur Luft uns umgibt. Der Boden ist uns bei der Verfeinerung unseres Gespürs für uns selbst ein objektiver Freund – er läßt uns klar erkennen, ob Veränderung stattgefunden hat. Das Liegen auf dem Boden ist auch deshalb wichtig, weil der im Stehen auf den Fußsohlen lastende Druck und die sich daraus ergebene Organisation des gesamten Organismus aufgehoben sind; Skelett, Muskeln und Nervensystem erfahren so nicht die gewohnten Impulse, womit Raum geschaffen ist, ungewohnte Bewegungen zu lernen.

Im Liegen können wir uns besser spüren

Sich bewußt aus einer in die andere Situation verändern

Beobachten Sie jede Veränderung

Stellen Sie nun einfach Ihre Füße auf, beobachten Sie, ob dies die Lage Ihres Rückens verändert. – Wo vor allem spüren Sie diese Veränderung? – Lassen Sie Ihre Beine sich wieder hinlegen – wie erfährt dies Ihr Rücken? – Wiederholen Sie diese Bewegung einige Male, geben Sie sich die Möglichkeit, sich zu beobachten. – Achten Sie auf den Raum unter Ihrer Lendenwirbelsäule. – Können Sie spüren, daß es Ihrem Rücken nicht »gleichgültig« ist, ob Ihre Füße aufgestellt sind oder nicht?

Vielleicht können Sie jetzt wahrnehmen, daß sich mit dem Verändern Ihrer Beine auch der Raum zwischen Ihren Lendenwirbeln und dem Boden verändert – mal vergrößert er sich, mal wird er kleiner. Wenn Sie dies weiter beobachten, werden Sie eine Bewegung Ihres Beckens feststellen können: Es kippt oder schaukelt mit seinem Gewicht mal mehr nach vorn, mal wieder zurück – so hat es mal mehr im Bereich von Steißbein und Sitzhöckern Kontakt mit dem Boden, mal mehr im Kreuzbeinbereich.

Ausruhen

Ruhen Sie sich dann einen Augenblick aus. – Fühlen Sie sich bemüht oder wach? – Bemühen Sie sich nicht besonders. – Stellen Sie wieder Ihre Füße auf, finden Sie jetzt eine Bewegung, die Ihnen erlaubt, den Raum unter den Lendenwirbeln zu vergrößern und zu verkleinern, während Sie Ihre Füße aufgestellt lassen. – Achten Sie darauf, daß Sie Ihr Becken nicht heben, sondern lediglich sein Gewicht verlagern – vor und zurück. Dadurch kann sich der untere Bereich Ihres Rückens vielleicht zum einen an den Boden schmiegen (Sie müssen dabei nicht viel Druck anwenden), zum anderen vorwölben, als würden Sie etwa ein kleines Tier unter sich durchlassen wollen. »Arbeiten« Sie nicht so sehr, sondern lassen Sie sich diese Bewegung spüren.

Sich für den Weg interessieren

Nicht das Ankommen da und dort ist wichtig, sondern die Art, in der Sie sich aus einer Situation in die andere verändern und wieder zurückkommen können. Lassen Sie sich den Weg interessanter werden als die Positionen, die Sie erreichen.

Wenn es genug ist, lassen Sie alles sein, geben die Beine wieder nach unten und spüren nach, ob diese kleine Bewegung etwas an Ihrer Lage verändert hat.

Den eigenen Stand erspüren

Was ist angemessen?

Stellen Sie dann Ihre Füße wieder auf und nehmen Sie sich etwas Zeit, zwei wirklich gute Plätze für sie zu finden – was sind »gute« Plätze? Erinnern Sie sich an unsere Überlegungen im Stehen? Es gibt keinen guten Platz an sich, also zum Beispiel eine bestimmte Entfernung zwischen den Füßen und zwischen Füßen und Gesäß, die für alle Menschen gleichermaßen gut ist. Versuchen Sie, ein Gespür für die eigenen Notwendigkeiten, für den eigenen Stand zu entwickeln.

Für jeden von uns bedeutet ein guter Platz etwas anderes: Das ist der Platz, der für Sie im Moment am besten geeignet ist, und für den Sie sich aufgrund Ihres bisherigen Wissens entscheiden. Der Platz, den Sie jetzt finden, muß noch nicht optimal sein, was in der Natur des Entdeckens liegt und Ihnen alle Möglichkeiten zur Verbesserung offenläßt.

Durchs Leben gehen, im Leben stehen

Das Gewicht spüren

Wo ist der Punkt, an dem Sie spüren, daß Sie Ihre Gesäß- und Oberschenkelmuskeln nicht unnötig anspannen müssen und frei atmen können? – Wo spüren Sie wirklich Ihre ganze Fußsohle am Boden? – Hilft es Ihnen, wenn Sie einfach ein paarmal ein Bein heben, darauf achten, daß der Unterschenkel aus dem Kniegelenk, und der Fuß aus dem Fußgelenk hängen kann, und Sie dann das Bein der Schwerkraft wieder überlassen? (Erinnern Sie sich an das, was Sie erfahren haben beim Heben des Stuhls.)

Wiederholen Sie diese Bewegung ein paarmal. – Wie steht Ihr Fuß jetzt? – Spüren Sie ihn im Gegensatz zum anderen Fuß? – Versuchen Sie dies auch mit dem zweiten Fuß – sehen Sie, wie Ihre Füße jetzt Kontakt haben zum Boden und vor allem, wo Sie Kontakt haben. – Spüren Sie, daß Sie wahrscheinlich eine andere Bewußtheit in Ihren Füßen empfinden und für Ihren Stand als noch vor ein paar Minuten.

Die Art, wie wir unsere Füße aufstellen, kann Aufschluß geben über die Art, wie wir mit allen unseren Fähigkeiten umgehen.

Durchlässig werden

Nehmen Sie jetzt die Schaukelbewegung des Beckens wieder auf und beobachten Sie, ob sich etwas verändert hat durch die Tatsache, daß sich Ihr Stand verbessert hat. Können Sie sich die Bewegung schon etwas mehr erlauben? Wo überall wird Ihnen Bewegung bewußt, die dadurch entsteht, daß Sie sich so in Ihrer Mitte verändern? – Was geschieht zum Beispiel mit Ihrem Brustkorb? – Wissen Ihre Rippen, Ihre Schulterblätter davon, daß Sie Ihr Becken so bewegen? *Bedenken Sie, daß Sie keinen Brust»kasten« besitzen, der brechen mag, wenn Zug und Druck auf ihn ausgeübt werden, sondern einen Brust»korb«, ein weiches Geflecht, das nachgiebig, geschmeidig sein kann – wenn wir dies nur wieder lernen.*

Das Ganze spüren, nicht nur einzelne Bereiche

Weiß Ihr Kopf von der Bewegung Ihres Beckens? Wie ist es mit dem Raum unter Ihrem Nacken? Können Sie vielleicht spüren, daß Ihr Kopf mit einem Nicken auf das Nicken Ihres Beckens reagiert. – Lassen Sie sich noch ein paar Bewegungen eingehen, lassen Sie dann alles sein und spüren Sie, ob sich Ihr Kontakt zum Boden verändert hat.

Rollen Sie sich auf die Seite und kommen Sie hoch auf Hände und Knie, nehmen Sie sich dort wieder etwas Zeit, Ihre vier Standpunkte zu finden. Auch hier gibt es für Sie ganz bestimmte Stellen für Hände und Knie, die Ihnen erlauben, Ihr Gewicht optimal zu tragen.

Wenn Sie soweit sind, führen Sie eine ähnliche Bewegung aus wie die, die Sie eben auf dem Rücken liegend kennengelernt haben: Verändern Sie Ihre Wirbelsäule so, daß Ihr Rücken ganz rund wird, sich also verlängert, lassen Sie sich dann in die Gegenbewegung sinken, so daß sich die Wirbelsäule vorwölbt, sich also verkürzt. Führen Sie die Bewegung einige Male aus und beobachten Sie, wie sich Ihr Becken in den Hüftgelenken aufrichtet und wieder sinken läßt, und wie die ganze Wirbelsäule auf diese Bewegung reagiert.

Beweglichkeit der Wirbelsäle

Können Sie Ihrem Nacken und damit Ihrem Kopf erlauben, sich in der Verlängerung Ihres Rückens zu heben und zu senken? – Spüren Sie, wie sich damit auch der ganze Brustkorb verändern kann? – Was an Veränderung können Sie wahrnehmen, wenn Sie Ihre Schulterblätter beachten und den Raum, der dazwischen liegt? – Was geschieht mit Ihrer Atmung bei alldem? – Möchten Sie eine Unterbrechung machen?

Probieren Sie danach etwas weiter; achten Sie darauf, ob Sie bei diesen Entdeckungen müde werden oder wacher, aufmerksamer für all jene Vorgänge, die es zu beobachten gibt.

Werden Sie müde oder aufmerksamer?

Legen Sie sich dann langsam auf den Rücken, stellen Sie die Füße auf und wiederholen Sie die ursprüngliche Bewegung. Fällt sie Ihnen jetzt leichter? Möglicherweise ist Ihnen die Verbindung von Becken und Kopf klarer geworden dadurch, daß Sie sich mehr bewußt sind, was eigentlich zwischen beidem liegt, und daß auch in diesen Bereichen mehr Durchlässigkeit möglich ist. – Spüren Sie nach, wie und vor allem wo Sie dies alles verändert hat.

Der ganze Mensch dreht sich

Wenn Sie etwas weitergehen wollen, stellen Sie Ihre Füße auf, schlagen Sie Ihr rechtes Bein über das linke – beginnen Sie, Ihre Knie nach rechts sinken zu lassen, aber nur so weit, wie es Ihnen ohne Mühe möglich ist, und Sie vor allem leicht wieder zurückfinden in Ihre Ausgangsposition.

Wiederholen Sie dies einige Male und beobachten Sie, wie sich Ihr Becken dem Gewicht der Beine und deren Bewegung folgend mitbewegt. Sie können spüren, wie sich dadurch das Gewicht Ihres Beckens in die eine Hälfte verlagert, während sich die andere Seite etwas vom Boden löst. Wenn die Beine zurückkommen, kann sich das Gewicht im Becken wieder gleichmäßig verteilen.

Die Wirbelsäule – eine Kette

Erinnern Sie sich an das, was Sie schon wissen, spüren Sie, wie Ihre Wirbelsäule sich in Verbindung mit dem Becken verändert. Sie können sich Ihre Wirbelsäule als Kette mit einzelnen Gliedern und Gelenken vorstellen – jedes Glied dreht sich von unten nach oben mit nach rechts, und es dreht sich wieder zurück.

Lassen Sie sich dann einfach einen Moment lang liegen, spüren Sie, wie die Tatsache, daß Sie sich wiederholt in die gleiche Richtung gedreht haben, sich auf Ihre Lage auswirken mag und darauf, in welcher Weise Sie mit Ihren beiden Hälften aufliegen.

Nehmen Sie die Bewegung dann wieder auf. Beobachten Sie, wie Ihr Nacken und Ihr Kopf auf diese Drehung reagieren. – Wenn Sie zum Beispiel auf den Abstand zwischen Kinn und Brustkorb achten, könnten

Der ganze Mensch dreht sich: Nehmen Sie sich zunächst auf dem Boden liegend wahr. Spüren Sie dann, wie Sie sich im Kontakt zum Boden verändern, wenn Sie Ihre Füße aufstellen.
– Bei der Verfeinerung unseres Gespürs für uns selbst ist uns der Boden ein objektiver Freund. Wenn Sie Ihr linkes Bein über das rechte Bein schlagen und in die Drehung gehen wo überall spüren Sie Bewegung?
Stellen Sie dann beide Beine wieder auf. Schlagen Sie das rechte über das linke Bein und lassen Sie Ihre Knie ein wenig nach rechts sinken. Spüren Sie, wie Sie sich als Ganzes verändern, um Ihren Knien diese Bewegung zu ermöglichen.

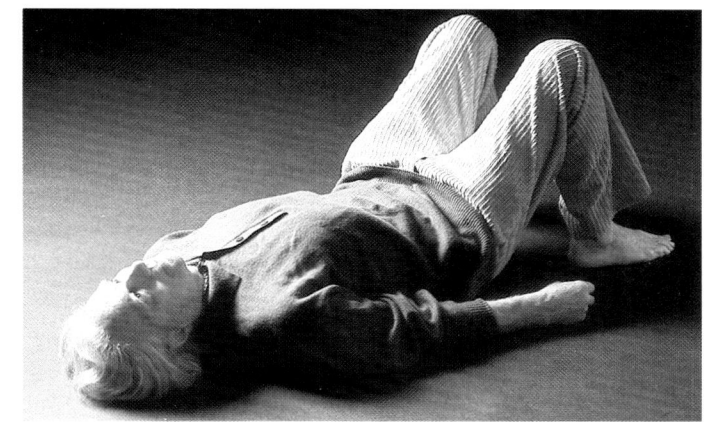

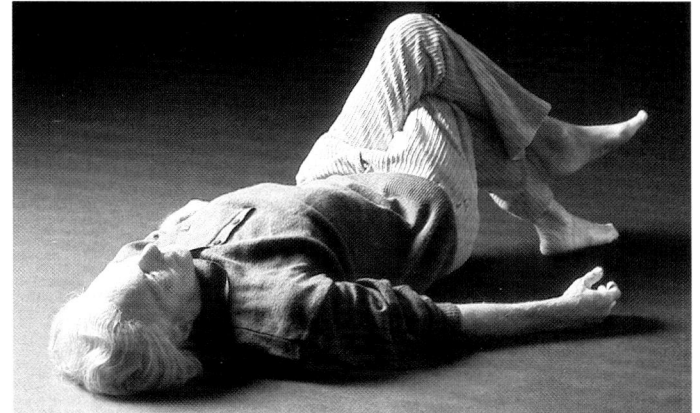

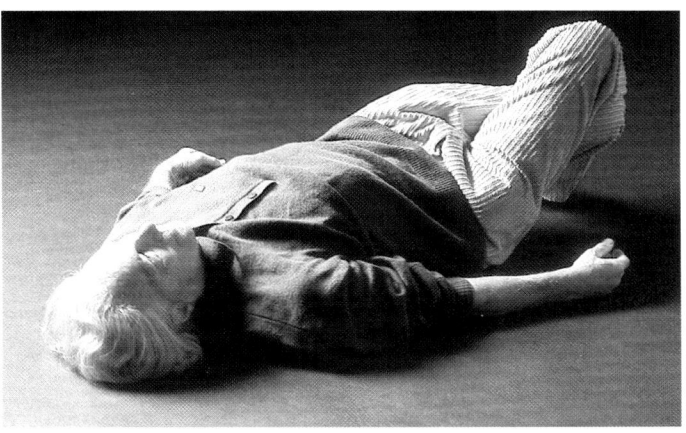

Wie reagieren Nacken und Kopf?

Sie merken, daß in der einen Bewegungsphase Ihr Kinn etwas mehr zum Brustkorb sinkt, und sich dies in der anderen Phase der Bewegung wieder ändert. – Will der Kopf sich eigentlich mitdrehen – wenn ja, wohin? – Wohin schauen Ihre Augen? – Vielleicht machen Sie dann eine kurze Pause.
Können Sie sich erinnern an die Drehbewegungen auf dem Stuhl? Sie sehen, wir kreisen immer noch um ein Thema, nur beginnen wir im Moment die Drehung nicht im oberen Bereich, sondern mit unseren Beinen und dem Becken.
In beiden Fällen können wir etwas über das Initiieren von Bewegung lernen und darüber, wie wir als ganzer Mensch ihr folgen können.
Wenn Sie liegend Ihre beiden Seiten miteinander verglichen haben, stellen Sie Ihre Beine wieder auf, schlagen das linke über das rechte Bein und wiederholen die gleiche Bewegung nach links. – Gefällt Ihnen die Drehung in diese Richtung von vorneherein besser, oder war sie Ihnen in die andere Richtung lieber?
Lenken Sie Ihre Aufmerksamkeit für eine Weile auf das, was mit Ihrem Brustkorb geschehen mag. – Spüren Sie, wie er sich auf einer Seite weiten kann, wenn Sie in die Drehung gehen? – Spüren Sie, wie sich dies dann auch wieder verändert beim Zurückkommen der Knie? – Die Zwischenräume zwischen den Rippen können größer und auch wieder kleiner werden bei dieser Bewegung.
Auch Ihre Atembewegung kann mal größer, mal kleiner sein –

Lassen Sie Ihre Atmung geschehen

wenn Sie es sich erlauben. »Produzieren« Sie dies nicht, lassen Sie es nach und nach geschehen. – Gibt es eine Bewegungsphase, in der Sie eher ausatmen, eine andere, in der Sie eher einatmen wollen? – Kehren Sie es ein paarmal um und spüren Sie den Unterschied. – Vielleicht will sich auch keine Regelmäßigkeit einstellen; erlauben Sie sich das, zwingen Sie sich nicht zu einer bestimmten Art zu atmen. Spüren Sie, wie sich Ihr Fuß auf die Innenkante verlagert, wie er wieder zurückkommt und mit der ganzen Fußsohle Kontakt hat zur Erde. – Spüren Sie auch Ihre Zehen, spannen Sie sie unnötig an? Machen Sie dann eine Pause.

Überflüssiges weglassen

Wenn Sie die Bewegung wieder aufnehmen wollen, verweilen Sie, falls Ihnen dies ohne Schwierigkeiten möglich ist, in der Drehung. Spüren Sie dort, was an überflüssiger Spannung Sie aufgeben können, und wo. Dies ist ein äußerst wichtiger Aspekt in der Arbeit: *In dem, was wir tun, beobachten, was wir an Überflüssigem weglassen und dennoch das tun können, was wir zu tun vorhaben, es dadurch vielleicht sogar effizienter tun – mit einem anderen Ergebnis und einer anderen Befindlichkeit.*

Das tun können, was wir tun wollen

Neues achtsam wahrnehmen

Können Sie diese Art der Aufmerksamkeit für Überflüssiges aufrechterhalten, während Sie die Bewegung einige Male wiederholen? – Spüren Sie dann, wie Sie sich nach den so achtsam ausgeführten Bewegungen der Schwerkraft überlassen und »nichts tun« können. – Spüren Sie auch, wie sich Ihr Liegen verändert haben mag, nachdem Sie jetzt beide Seiten bewegt haben. Stellen Sie dann noch einmal beide Füße auf: Welche Plätze haben diese mittlerweile gefunden? – Beobachten Sie, ob die Tatsache, daß sich Ihre Drehungen in beide Richtungen geklärt haben, irgendwelche Auswirkung hat auf die Art, in der Ihr Becken jetzt vor- und zurückschaukeln kann.

Lassen Sie sich noch einen Moment liegen, drehen Sie sich dann langsam auf die Seite, richten Sie sich allmählich auf ins Stehen. Gestatten Sie sich, Ihre Hände zu benutzen, wie Kinder dies tun – vielleicht muß Ihr Kopf auch nicht das erste sein, das hochkommt. Spüren Sie dann einen Augenblick, wie Sie stehen, dann auch, wie Sie durch den Raum gehen.

Spüren Sie, wie Sie stehen und gehen

Nehmen Sie alles wahr, was Ihnen ungewohnt, verändert, neu erscheint. Machen Sie dann eine Pause und denken Sie hin und wieder in Ihrem Alltag an die eine oder andere Bewegung zurück. Sie werden erstaunt sein, was Ihnen im Nachhinein an unserer Lektion noch klarer werden kann. Nicht alles ist immer sofort offensichtlich und kann uns bewußt sein. Doch die Informationen – und es sind viele, die Sie bis jetzt bekommen haben – sind da und können wirken.

Lektion 5: Sich tragen muß keine Last sein

Wenn Sie etwas weitersehen wollen, legen Sie sich wieder auf den Boden, spüren Sie, wie Sie liegen. Je nachdem, ob Sie eine kurze oder längere Pause gemacht haben, ob schon ein Tag oder auch mehrere Tage seit der letzten Lektion vergangen sind, werden Sie Unterschiedliches spüren. – Was haben Sie während der Pause gespürt? – Können Sie in der Art, wie Sie liegen, noch wahrnehmen, was Sie in der letzten Lektion für sich geklärt haben? Oder liegen Sie jetzt schon wieder ganz anders?

Erinnern Sie sich dann an das »Durchkämmen«, an Kontakt und Nichtkontakt zum Boden, das Vergleichen Ihrer linken und Ihrer rechten Seite. – Sie können damit in der Wirbelsäule anfangen oder auch dort, wo es Ihnen offensichtlich ist. – Wenn Sie Ihre Arme und Ihre Hände spüren, bedenken Sie, ob sie so liegen, wie man es Ihnen einmal in irgendeinem Unterricht als »richtig« beigebracht hat, oder ob sie tatsächlich so liegen, wie es Ihnen, Ihren Schultern und Ihrem Rücken im Augenblick am angenehmsten ist. Sie sehen, alles kann Anlaß sein, uns zu fragen, ob wir im Moment einer bestimmten Norm oder uns selbst entsprechen.

Entsprechen Sie einer Norm oder sich selbst?

Lassen Sie sich mit Ihren Armen eine Rollbewegung nach innen und nach außen ausführen, so daß Ihre Hände mal eher mit den Handflächen, mal eher mit den Handrücken zur Erde gerichtet sind. Können Sie spüren, ob Ihre Schultern diese Veränderungen miterleben – und damit Ihr Rücken?

Sie könnten auch ausprobieren, wie es ist, wenn Sie Ihre Arme verschieden weit ausbreiten. – Nehmen Sie wahr, wie jede dieser Möglichkeiten Ihre Situation verändert. Lassen Sie sich dann liegen, wie immer Sie gerade liegen wollen.

Entwicklung zu größerer Klarheit

Begreifen Sie Ihre Lage nicht so sehr als Ergebnis, sondern als Phase in einem Prozeß, der Ihnen erlaubt, sich ständig weiterzuentwickeln, sich zu verändern, der es Ihnen erlaubt, zu stolpern, sich zu täuschen, und die Täuschungen zu sehen als das, was sie wirklich sind, wenn wir sie uns bewußt machen: Schritte zu größerer Klarheit.

Schritte zu größerer Klarheit: Auf dem Boden liegend vergleichen Sie Ihre beiden Seiten miteinander – wie liegen Ihre Arme? Lassen Sie sich mit Ihren Armen eine Rollbewegung nach innen und nach außen ausführen.
Können Sie spüren, ob Ihre Schultern diese Veränderungen auch erleben – und damit Ihr Rücken?

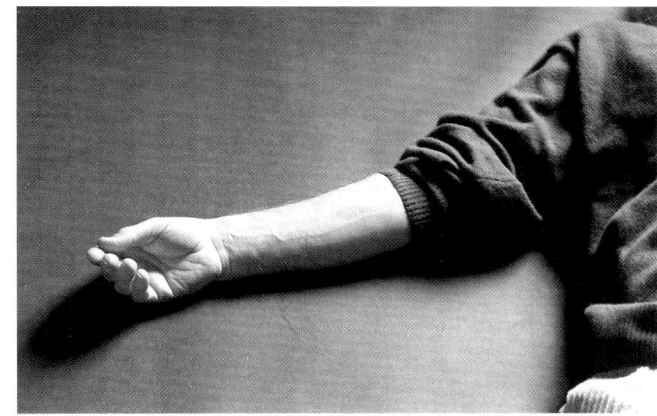

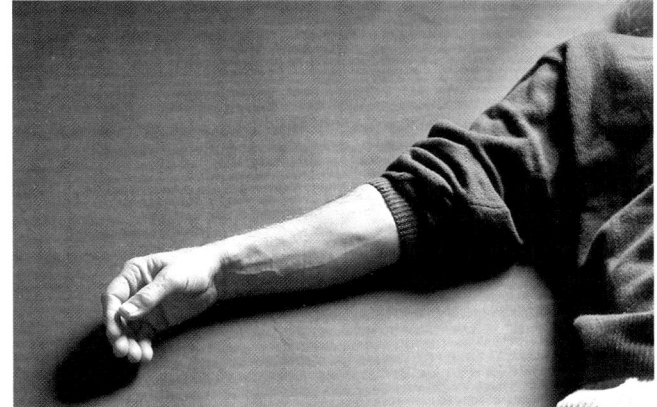

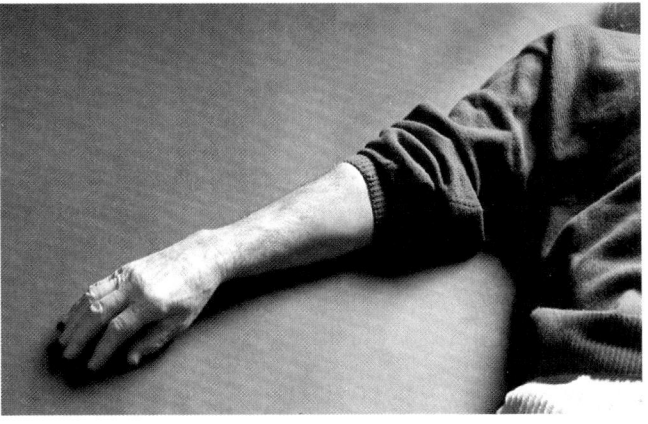

Stimmung und Rhythmus

Stellen Sie dann Ihre Füße auf, beginnen Sie mit der Schaukelbewegung des Beckens. Wo überall können Sie jetzt Veränderung und Bewegung feststellen dadurch, daß Sie so das Gewicht im Becken verlagern? – Wie ist Ihre Stimmung bei dieser Bewegung? – Die Bewegung kann sehr unterschiedlich ausgeführt werden; das Hin und Her der Gewichtsverlagerung kann in einem »militärischen« Rhythmus stattfinden oder in einem »1-und, 2-und«, wie Sie es vielleicht vom Tanzunterricht kennen. Es kann auch wie eine Pendelbewegung geschehen, also vor- und zurückschwingend ohne plötzliche größere Pausen.

Nehmen Sie sich die Freiheit, Bewegungen mal kleiner, mal größer auszuführen. Wie klein kann jede dieser Bewegungen werden? – Können Sie schneller werden, ohne sich zu beeilen – können Sie langsamer werden?

Probieren Sie ruhig verschiedene Rhythmen aus; Sie werden beobachten können, daß sich alle auf Ihre Stimmung – Stimmung hat mit Spannung zu tun – und auf Ihre Befindlichkeit auswirken, mit der Sie diese Bewegungen ausführen.

Stimmung hat mit Spannung zu tun

Die Leichtigkeit von Bewegung

Haben Sie schon gespürt, daß Ihre Füße nicht unwichtig sind bei dem, was Sie tun? – Sie werden wahrnehmen können, daß Sie mal mehr und mal weniger Druck gegen den Boden ausüben. – Der Druck, den Sie mit den Füßen gegen den Boden ausüben, kann sich durch die Beine mit Ihren Gelenken bis ins Becken, damit über die Wirbelsäule, den Brustkorb bis zum Kopf hin übertragen – und sich dann wieder auflösen. Spüren Sie dies noch einige Male. Je länger Sie sich mit dieser Bewegung beschäftigen, ein desto klareres Gefühl werden Sie dafür bekommen, wie leicht eine Bewegung sein kann, wenn wir unser Skelett, unser Gerüst kennen. Allmählich wird die Bewegung weniger und weniger Kraft fordern, Sie werden mehr und mehr spüren, wie der Druck, beginnend in Ihren Füßen, sich ungehindert durchs Skelett fortsetzen kann.

Der Kraftaufwand wird geringer

Wichtig für das Aufrechtsein

Dies ist vor allem wichtig für unser Aufrechtsein. Auch dabei üben unsere Füße Druck aus gegen den Boden, ausgelöst durch unser gesamtes Gewicht; und je klarer unsere »Gerüst-Bewußtheit« ist, je klarer wir unser Gerüst aufbauen können, desto weniger überflüssige Spannung in unserer Muskulatur haben wir nötig zum Aufrichten, zum Aufrechtsein und zur Bewegung im Raum. Benutzen wir unser Gerüst nicht so, wie es uns möglich ist, bedeutet dies unnötige Anstrengung für unsere Muskulatur und damit für die Gesamtheit der körperlichen Vorgänge. Dieses unnötige Angestrengtsein geht einher mit einem Körperbild, das sich auf »Muskelarbeit« ausrichtet.
Sich tragen muß keine Last sein; es kann etwas Leichtes, fast Schwereloses sein, das uns unsere Atmung erlaubt und ein freies Reagieren auf die Anforderungen der Umwelt, ein freies Kommunizieren mit unseren Mitmenschen.
Wie viel Druck oder wie wenig Druck der Füße gegen den Boden erfordert diese Schaukelbewegung eigentlich wirklich? – Wie ist Ihre Stimmung in dieser Bewegung mittlerweile? – Lassen Sie sich vielleicht einen Moment liegen, spüren Sie, wie Ihre Rückseite jetzt Kontakt hat zum Boden.
Beginnen Sie, Ihren Kopf nach rechts und nach links zu wenden – das muß Sie nicht viel Kraft kosten, es ist mehr ein Sinkenlassen Ihres Kopfes in die beiden Richtungen als ein Tun. – Lassen Sie dann den Kopf in der Mitte liegen (vielleicht haben Sie auch bemerkt, daß sich mit den Drehungen die Spannung in Ihrem Gesicht verändern konnte), und wiederholen Sie einige Schaukelbewegungen mit Ihrem Becken. Wie klar ist Ihnen jetzt die Verbindung von Becken und Kopf, nachdem es Ihnen jetzt vielleicht etwas freier im Nacken ist.

Ruhige Bewegung – bewegte Ruhe

Spüren Sie Veränderungen?

Schlagen Sie dann das rechte Bein noch einmal über das linke, gehen Sie in die Drehung nach rechts. Wie ergeht es Ihnen jetzt mit dieser Bewegung, wie empfinden Sie die Verbindung zwischen Bein, Becken und Kopf?
Nach einigen Wiederholungen stellen Sie wieder beide Füße auf und heben Ihre Arme Richtung Decke. Achten Sie darauf, daß Sie die Arme

nicht steif machen, daß sie aber auch nicht gebeugt sind in den Ellenbogengelenken. Verschränken Sie dann Ihre Finger, wie Sie es schon kennen. Sie haben so ein Dreieck gebildet aus Ihren beiden Armen und dem Brustkorb und können nun beginnen, dieses Dreieck nach links zu bewegen. – Finden Sie einen Weg, dies so zu tun, daß sich Ihre Ellenbogen (vor allem natürlich der linke Ellenbogen) nicht beugen und daß Ihre Hände sich aneinander nicht verschieben.

Mühelose Bewegungen

Erlauben Sie sich mühelose Bewegungen, ohne daß Sie die Luft anhalten, nach links, und immer wieder zurück in die Mitte. – Was geschieht mit Ihrem Kopf dabei – mit Ihren Augen? – Spüren Sie, wie sich Ihr Gewicht im Rücken umverteilt? – Lassen Sie Ihre Füße aufgestellt, das heißt, Ihre Knie gehen nicht mit nach links, denn Sie wollen sich nicht einfach auf die Seite rollen lassen (wir sind immer noch beim Thema »Drehung«). Können Sie spüren, wie und vor allem wo diese Drehung Sie verändert?

Wenn dies genug ist, lassen Sie Ihre Arme wieder am Boden ruhen, schlagen Sie noch einmal das rechte Bein über das linke und gehen Sie in die Drehung nach rechts. – Nehmen Sie wahr, ob das, was Sie eben mit Ihren Armen in der Bewegung nach links erfahren haben, sich auswirkt auf die Bewegung Ihrer Beine nach rechts. – Vielleicht erleben Sie, daß Ihre Knie sich näher zum Boden bewegen können – und dies mit weniger Anstrengung als zuvor? – Wie ist die Qualität Ihrer Bewegungen nach rechts; wie kommen Sie wieder zurück?

Lassen Sie sich Zeit zum Spüren

Lassen Sie dann alles sein, liegen Sie einen Moment, um zu spüren, wie sich dies alles auswirkt auf die Art Ihres Kontakts zum Boden in Ihrer linken und Ihrer rechten Hälfte.

Stellen Sie dann Ihre Füße wieder auf, schlagen Sie Ihr linkes Bein über das rechte, nehmen Sie zunächst durch einige Wiederholungen wahr, wie Ihnen die Drehung nach links möglich ist.

Stellen Sie dann beide Füße wieder auf, heben Sie Ihre Arme, um das Dreieck zu bilden, falten Sie Ihre Hände auf die ungewohnte Weise (können Sie sich noch an den Anfang erinnern?) und gehen Sie in die Bewegung nach rechts.

Was hat sich verändert?

Wenn Sie dann soweit sind, geben Sie Ihre Arme nach unten und schlagen wieder das linke über das rechte Bein und sehen, wie es Ihnen mittlerweile mit der Bewegung nach links ergeht. Was hat sich verändern können?
Lassen Sie sich dann wieder liegen. – Können Sie spüren, daß Sie jetzt beide Richtungen erlebt haben?
Stellen Sie dann Ihre Füße wieder auf, bilden Sie mit den Armen das Dreieck, bewegen es von links nach rechts und wieder zurück. – Wahrscheinlich werden Sie feststellen, daß Ihr Kopf sich mit hin- und herbewegen wird. – Lassen Sie Ihre Augen Ihren Händen folgen, stellen Sie auch fest, wie weit Ihre Arme sich so dem Boden nähern können, ohne daß Sie sich zwingen. – Machen Sie dann eine kurze Pause.
Erinnern Sie sich bei dieser Bewegung an die Drehbewegung auf dem Stuhl? Sie könnten jetzt hier am Boden ähnliche Differenzierungsversuche zwischen Armen, Kopf und Augen versuchen.
Wenn Sie sich genügend und zu Ihrer eigenen Zufriedenheit mit diesen Möglichkeiten vertraut gemacht haben, überlassen Sie Ihre Arme einen Moment dem Boden. – Überprüfen Sie dann die anfängliche Bewegung – also Kopf, Augen, Arme in eine Richtung – was ist Ihnen jetzt offensichtlich – nicht nur, was Ihren Bewegungsradius, sondern vor allem, was die Qualität Ihres Tuns betrifft?
Wie äußert sich Ihr verändertes Tun, wenn Sie dann zu tun aufhören und sich einfach der Schwerkraft überlassen, sich spüren.
Vielleicht stellen Sie fest, daß Ihr Ruhen etwas sehr Waches, Bewegtes haben kann, Ihre Bewegungen in zunehmendem Maße »ruhiger« werden können, was nichts zu tun hat mit der Geschwindigkeit oder Größe. Ruhige Bewegung, bewegte Ruhe entsprechen einander – das eine ist ohne das andere nicht möglich.

Fremdes wird zu Eigenem

Vielleicht ist Ihnen aufgefallen, daß Ihnen diese Differenzierungsversuche beim zweiten Herangehen schon weniger Schwierigkeiten gemacht haben, daß Sie schon etwas freier über Ihre Möglichkeiten in dieser Hinsicht verfügen konnten. Es ist wichtig, Gelerntes zu wiederholen, um Bekanntes wiederzuerkennen, zu erkennen, daß Fremdes zu Eigenem geworden ist und somit verfügbar.

Wir verändern uns stetig

In der Bewegung gibt es keine wirklichen Wiederholungen; dadurch, daß wir uns von Moment zu Moment verändern, erleben wir gleiches völlig unterschiedlich. Wenn Sie zum Beispiel in einem Jahr dieses Buch wieder lesen, werden Sie seinen Inhalt, vor allem die Bewegungen, sicher anders erfassen als jetzt – zum einen, weil Sie den Inhalt schon kennen, zum anderen, weil Sie dazwischen einiges gelebt und verarbeitet haben.

Bevor Sie sich dann im Aufgerichtetsein spüren, lassen Sie noch einmal, wie zu Anfang, sich Ihren Kopf nach links und rechts drehen, und nehmen Sie wahr, was Ihnen offensichtlich ist.

Das Zusammenspiel

Wenn Sie in der Stimmung sind, weiterzuentdecken, legen Sie sich wieder auf den Boden, nehmen Sie sich einen Augenblick Zeit, wieder anzukommen.

Für jeden Menschen bedeutet ein Augenblick etwas anderes, aber Sie werden spüren, daß sich Ihre Fähigkeit anzukommen, Ihre Lage zu erfassen, verbessert – und daß dies immer weniger mit Zeit zusammenhängt. Sie werden auch finden, daß Sie immer wieder Neues entdecken können, das Ihnen hilft, Ihre Lage zu erspüren.

Stellen Sie Ihre Füße auf; erinnern Sie sich, daß Sie schon das Gewicht in Ihrem Becken erst nach links, dann nach rechts verlagert haben im Zusammenhang mit der Bewegung der übereinandergeschlagenen Beine nach links und nach rechts. Tun Sie das auch jetzt, allerdings mit beiden Füßen aufgestellt und ohne die Knie mit nach links und nach rechts zu bewegen. Wenn Sie so das Gewicht im Becken hin- und herverlagern, wird sich mal Ihre linke, mal Ihre rechte Hüfte vom Boden lösen. – Wie beim Beckenschaukeln vor und zurück heben Sie nie das ganze Becken, sondern verlagern nur das Gewicht. Vielleicht lassen Sie sich dann die Bewegung zunächst auf einer Seite ausführen, so daß Ihnen klarer wird, was sie eigentlich ausmacht. Lassen Sie dafür das rechte Bein liegen und stellen Sie Ihren linken Fuß auf, beginnen Sie, Ihre linke Hüfte zu heben und dem Boden wieder zu überlassen. Wiederholen Sie dies einige Male. – Können Sie spüren, daß Ihr Fuß Ihnen dabei hilft, das Gewicht im Becken nach rechts zu verlagern? –

Es wird immer einfacher, anzukommen

Die Leichtigkeit von Bewegung: Spüren Sie, wie Ihre Rückseite Kontakt hat zum Boden. Beginnen Sie, Ihren Kopf nach rechts und nach links zu wenden. Das muß Sie nicht viel Kraft kosten – es ist mehr ein Sinkenlassen des Kopfes als ein Tun.

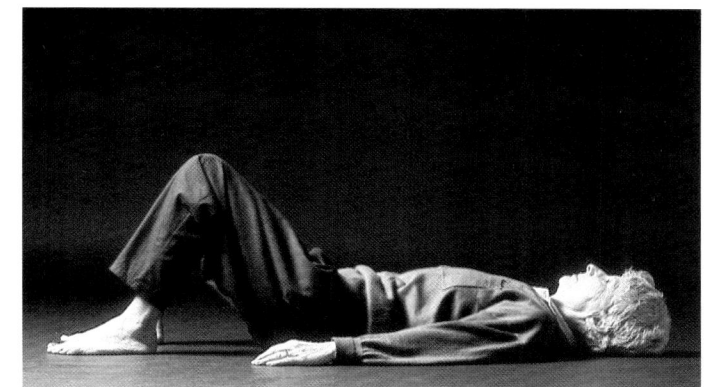

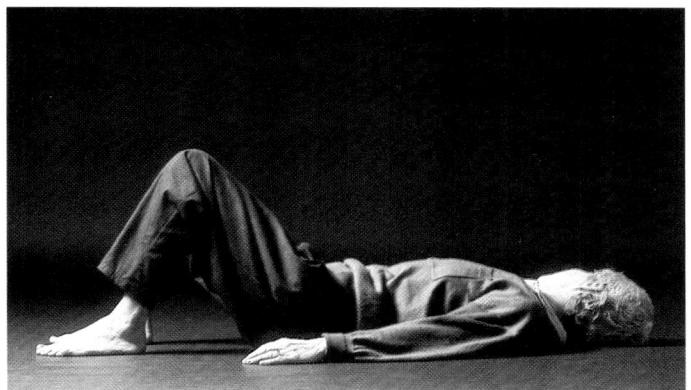

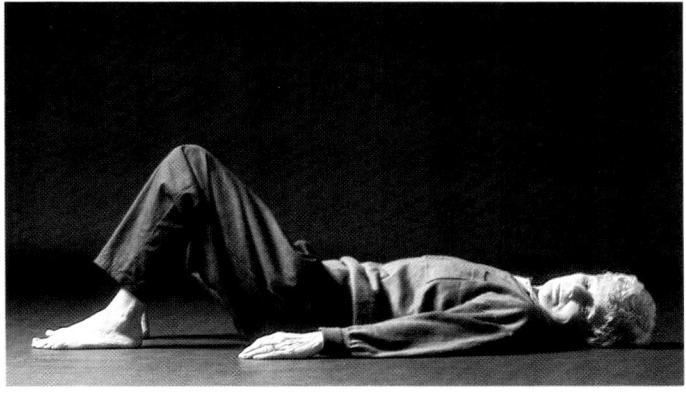

Jede Veränderung wahrnehmen

Erinnern Sie sich, daß Ihr Fuß mal mehr und mal weniger Druck ausüben kann gegen den Boden? – Was können Sie beobachten, wenn Sie auf den Druck Ihres rechten und Ihres linken Schulterblatts gegen den Boden achten? – Sie werden feststellen, daß, wenn Sie sich drehen, eins davon deutlicher auf dem Boden liegt als das andere, und daß sich dies dann wieder ausgleicht.
Lassen Sie sich dann einen Moment lang liegen. – Wie liegt Ihr Becken jetzt auf? – Fahren Sie dann fort mit der gleichen Bewegung. – Achten Sie darauf, daß Ihr Fuß stets mit der ganzen Fußsohle den Boden berühren kann und nicht auf die Innenkante kippen muß. Das bedeutet auch, daß Ihr Knie nicht mit nach rechts geht, sich jedoch eine andere Bewegung im Bein ergibt. – Können Sie spüren, daß sich Ihr Knie etwas in die Richtung bewegt, in die Ihr Fuß zeigt? – Sie werden sehen, daß in dem Maß, in dem Sie dies zulassen, Ihre Bewegung insgesamt effizienter wird.
Möglicherweise hilft es Ihnen, wenn Sie sich vorstellen, daß jemand bei Ihrem Fuß steht und jedesmal, wenn Sie das Becken nach rechts drehen wollen, Ihr Knie leicht in seine Richtung zieht, es dann langsam wieder losläßt, so daß Ihr Becken wieder zurücksinken kann in die Mitte.
Ist es Ihnen so nach und nach möglich, sich der Gesamtheit der einzelnen Veränderungen auf einmal bewußt zu sein? Sich bewußt zu sein, wie alle diese Veränderungen (im Fuß, im Knie, im Schulterbereich – was macht Ihr Kopf?) dazu beitragen, daß Sie Ihr Becken etwas nach rechts drehen und wieder zurückkommen lassen können – so daß Sie mit jeder Wiederholung das Bild von sich in dieser Bewegung immer mehr vervollständigen. Was geschieht in Ihrem rechten Bein, mit Ihren Armen? – Spüren Sie, wie sich das Ganze, mit der Druckausübung Ihres linken Fußes beginnend, in einem wunderbaren Zusammenspiel verändert.

Das Zusammenspiel wahrnehmen

Lassen Sie dann alles sein und beobachten Sie, wie Sie nach einer solchen Bewegung liegen.

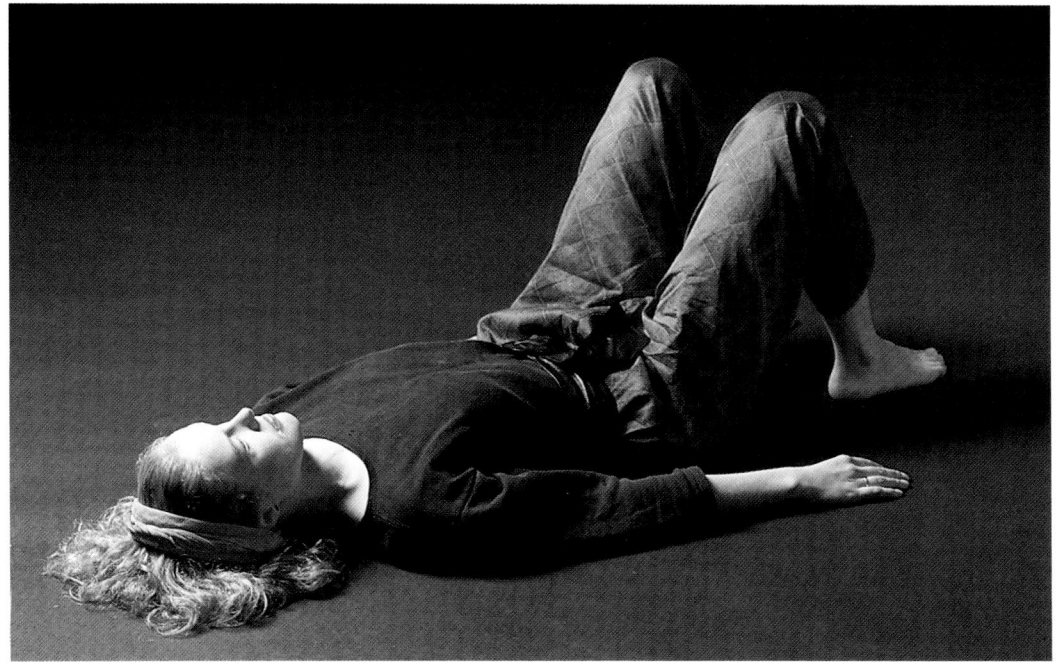

Das Ankommen: Wann immer Sie in der Stimmung sind, legen Sie sich auf den Boden, nehmen Sie sich einen Augenblick Zeit, wieder anzukommen. Sie werden spüren, daß sich Ihre Fähigkeit anzukommen, Ihre Lage zu erfassen, verbessert – und daß dies immer weniger mit Zeit zusammenhängt. Sie werden immer wieder Neues entdecken können, das Ihnen hilft, Ihre Lage zu erspüren.

Richtungsempfinden bestimmt die Klarheit der Bewegung

Sich der Richtung bewußt werden

Haben Sie wahrgenommen, wie wichtig es war für ein leichtes Ausführen Ihrer Bewegung, sich der Richtung Ihres Knies bewußt zu werden? Dieses Wissen wird Ihnen hilfreich sein bei allen Ihren Bewegungen. Wenn Sie diese Bewegung wiederholen, können Sie feststellen, daß es ein großer Unterschied ist, ob Sie Ihr Knie bedenken und bewußt hin und zurück führen, oder ob Sie das nicht tun.
Zu wissen, in welche Richtung wir gehen, und dies auch wirklich zu spüren in den einzelnen Bereichen, die uns helfen, eine Bewegung zu realisieren, bestimmt die Klarheit unserer Bewegung.
Sehen Sie, ob Sie dieses Wissen in den folgenden Bewegungsabläufen anwenden können.
Stellen Sie sich die Bewegung Schritt für Schritt auf der anderen Seite vor. Geben Sie Ihrer Vorstellungskraft eine Hilfe, indem Sie Ihr rechtes Bein aufstellen. Führen Sie die Bewegung einige Male auf dieser Seite aus – zum einen, um nach dem Denken der Bewegung vergleichen zu können, was sich an der Bewegung verändert hat, zum anderen, damit Sie eventuell feststellen können, daß diese Seite schon viel »klüger« ist als die erste, daß sie schon von der anderen gelernt hat. Vergessen Sie nicht, sich die Hilfen zu geben, die Sie auf der anderen Seite unterstützt haben. Eine Bewegung wird uns dann klar, wenn wir uns der einzelnen Schritte bewußt werden, die sie ermöglicht.

Bewegung denken, achtsam und genau

Wenn Sie dann soweit sind, führen Sie die Bewegung tatsächlich aus.
– Wie erfahren Sie die Bewegung, verglichen mit der Bewegung auf der anderen Seite? – Welche Bewegung ist Ihnen klarer, welche ist einfacher, selbstverständlicher – die »gedachte« oder die ausgeführte? Es ist möglich, daß Ihnen das Denken von Bewegung jetzt, beim zweiten Mal, leichter gefallen ist und somit auch eine andere Auswirkung hat. Machen Sie eine kleine Unterbrechung; beobachten Sie, wie Sie jetzt das Gewicht in Ihre beiden Hälften verteilt haben.
Wenn Sie dann die Anfangsbewegung wiederholen – konnten Sie sich diese klarer machen? – Vielleicht ist Ihnen jetzt deutlich, wie Ihre Füße die Bewegung in Ihrer Mitte unterstützen, wie Sie abwechselnd mal mit dem linken, mal mit dem rechten Fuß Druck ausüben gegen den Boden, was Ihnen erlaubt, sich im Ganzen so zu verändern.

Der ganze Mensch ist in Bewegung: Auch nach einer Lektion, die am Boden geschehen ist, überprüfen Sie das Gehen oder Stehen auf Veränderung, die sich ergeben haben mag. Alles ist am Gehen beteiligt, nicht nur die Füße. Spüren Sie, wie durchlässig Sie sich fühlen nach Bewegungen, die nicht der Lockerung dienen, sondern der Umorientierung und Ordnung des ganzen Menschen.

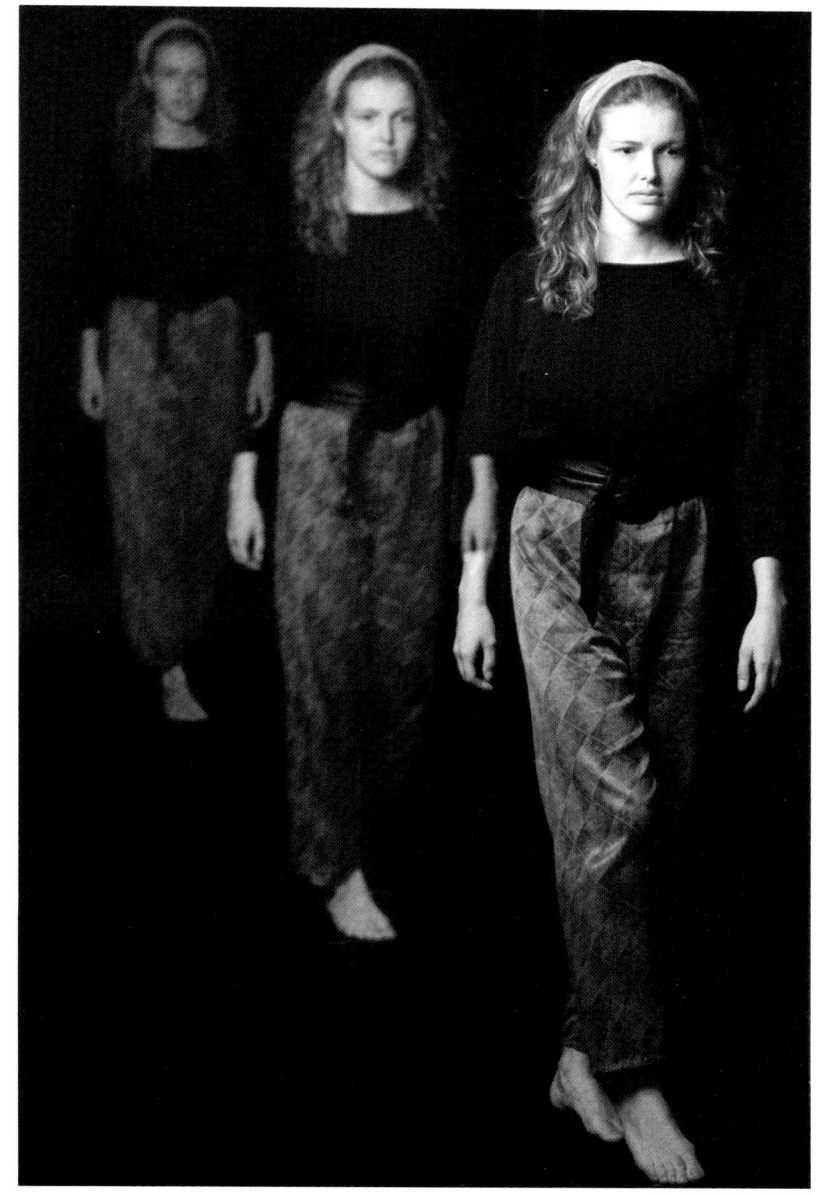

Das Zusammenspiel wahrnehmen

Spüren Sie die Drehung Ihres Beckens und damit Ihrer Wirbelsäule – die Veränderung im Brustkorb – die Schulterblätter, die Arme, Kopf und Nacken – Ihre Augen.

Spazierengehen, nicht »arbeiten«

Diese Bewegung hat viel zu tun mit dem Hin- und Herverlagern unseres Gewichts beim Gehen; nur fällt es uns viel leichter, auf dem Boden liegend zu spüren, daß alles am Gehen beteiligt ist, nicht nur die Füße. Wenn Sie die Bewegung noch eine Weile ausführen, stellen Sie sich doch vor, daß Sie einen Spaziergang machen (niemand denkt daran, beim Spazierengehen zu arbeiten). Sehen Sie, ob sich Ihre Bewegung ändert, wenn Sie sich vorstellen, daß Sie diese für ein paar Stunden ausführen sollten. – Geht's auch mit weniger Kraft?
Wenn Sie dann soweit sind, rollen Sie sich auf eine Seite, kommen Sie ins Stehen und gleich danach ins Gehen, also in die Gewichtsverlagerung von links nach rechts. Spüren Sie, wie Sie gehen, wenn Sie sich Ihre Feinfühligkeit von eben bewahren.

Ordnende Bewegung

Machen Sie dann eine Pause – spüren Sie, wie durchlässig Sie sich fühlen nach Bewegungen, die nicht der Lockerung dienen, sondern der Umorientierung und Ordnung des ganzen Menschen.

Der ganze Mensch ist in Bewegung

Legen Sie sich wieder auf den Boden, stellen Sie Ihre Füße auf – welche Plätze nehmen diese übrigens mittlerweile ein? – Wiederholen Sie die Schaukelbewegung in Ihrer Mitte. – Wie klar ist Ihnen diese Bewegung jetzt? – Spüren Sie auch, wie viel weniger Kraft als zu Anfang Sie wahrscheinlich anwenden müssen (können Sie sich noch an Ihre ersten Versuche erinnern?). Verweilen Sie dann in der Mitte, bilden Sie noch einmal das Dreieck mit Ihren Armen, beobachten Sie, wie Sie es jetzt nach rechts und nach links bewegen können. –
Wie weit kommen Sie jetzt nach rechts, wie weit nach links – weiter als zuvor? Wenn ja, fällt Ihnen auf, warum dies so ist? – Was macht Ihr Becken? – Was haben Ihre Füße mit der Armbewegung zu tun?

Alles in die Bewegung einbeziehen

Vielleicht können Sie hier noch einmal sehen, daß etwas, was wir zu tun vorhaben, äußerst schwierig ist und einen größeren Kraftaufwand braucht, wenn wir uns nur auf den Bereich beschränken, der diese Bewegung tatsächlich ausführen soll. Vielleicht können Sie erkennen, daß wir dann, wenn wir alles, was uns ausmacht, in die Bewegung einbeziehen, und somit unsere Fixierung auf eine Stelle aufgeben, zu einer leichteren und zweckmäßigeren Bewegung finden können.
Wenn Sie etwas weiter versuchen wollen, heben Sie nun jedes Mal ganz bewußt Ihre linke Hüfte, wenn die Arme nach links gehen, und die rechte Hüfte, wenn die Arme nach rechts gehen. –
Sie werden sehen, daß dies Ihre Bewegung wesentlich verändert. –
Es wird Ihnen auffallen, daß sich der Bewegungsradius der Arme verringert, aber auch, daß dadurch eine neue Empfindung der Drehungen in Ihrer Wirbelsäule möglich ist. – Spüren Sie – wo spüren Sie es? –, daß Ihr Brustkorb sich in eine Richtung wendet, während Ihr Becken dies in die andere tut? – Um dies zu klären, können Sie auch zunächst ein paarmal nur mit dem Becken nach links und dem Brustkorb nach rechts gehen und dann wieder zurück in die Ausgangslage. Nach einer Pause können Sie dies auch auf der anderen Seite versuchen.
Verbinden Sie danach nochmals beide Bewegungen – ist dies jetzt einfacher? – Denken Sie an zwei Pendel, die sich in entgegengesetzte Richtungen bewegen, in der Mitte aber immer wieder gleichzeitig ankommen.
Was macht Ihr Kopf – bewegt er sich mit hin und her? Wenn ja, bewegt er sich zusammen mit Ihrem Brustkorb oder zusammen mit Ihrem Becken? – Probieren Sie beide Möglichkeiten aus. Welche Kombination von Bewegungen gefällt Ihnen im Moment besser? – Gibt es weitere Kombinationen zwischen den drei Bereichen, die Ihnen bewußt werden? – Sie werden viel über die Möglichkeit von Drehung in Ihrer Wirbelsäule lernen können, wenn Sie einfach eine Weile ausprobieren.

Zeit lassen, lernen, vertrauen

Lassen Sie sich viel Zeit dafür, so daß Sie nach und nach lernen und darauf vertrauen, daß Ihnen die verschiedenen Möglichkeiten gleichermaßen zur Verfügung stehen können.

Lassen Sie dann auch alles wieder sein und spüren Sie, wie Ihre Wirbelsäule jetzt liegen kann, nachdem Sie so wach geworden sind für all Ihre Drehmöglichkeiten.

Aufstehen, gehen – was spüren Sie?
Nehmen Sie sich dann Zeit fürs Aufstehen – und wenn Sie durch den Raum gehen, spüren Sie, was Ihnen diese Drehbewegungen für Ihr Gehen zu sagen haben.
Strengen Sie sich nicht an; es gibt nicht viel zu tun, aber möglicherweise einiges zu spüren.
Unsere Wirbelsäule ist kein Stock (deshalb kann es auch nicht darum gehen, »gerade« zu sein), sondern sie ist ein sehr flexibles Gebilde. Sie erlaubt uns, lassen wir sie ihre Funktion, ihren Sinn erfüllen, die Welt zu begreifen aus allen möglichen Perspektiven, sie wahrzunehmen in allen möglichen Richtungen.
Wir können lernen, unsere Wirbelsäule und somit uns anhand von Bewegung wieder funktionsgerecht, also sinnvoll zu erfahren.
Spüren Sie noch eine Weile, wie Sie jetzt gehen. – Wo immer Sie Drehung spüren, nehmen Sie diese bewußt wahr. – Wie ist es, wenn Sie etwas schneller gehen, wenn Sie größere Schritte machen – kleinere? – Was machen Ihre Arme?
Machen Sie dann eine Pause, die lang genug ist, das Erlebte auf sich wirken zu lassen.

Spüren, atmen, erinnern
Legen Sie sich dann wieder auf den Rücken, nehmen Sie Ihre Lage im Verhältnis zum Boden wahr. Wenn Sie sich so spüren und atmen lassen, geben Sie sich Gelegenheit, sich ins Gedächtnis zu rufen, was Ihnen in diesem Buch schon begegnet ist, was Ihnen haften geblieben ist, was wichtig war für Sie persönlich.

Weitere Entdeckungen

Wenn Sie für sich mit diesen Bewegungen noch etwas weitergehen möchten, könnten Sie zum Beispiel probieren, das Armdreieck nach oben (Richtung Kopf) und nach unten (Richtung Füße) zu bewegen. – Bedenken Sie, was Sie während der vorangegangenen Lektionen über das Beobachten von Veränderungen gelernt haben, und seien Sie

Seien Sie unbemüht wachsam
unbemüht wachsam, was die einzelnen Bewegungen bewirken mögen. Ist es Ihnen dann möglich, diese Armbewegungen mit der

Bewegung des Beckens vor und zurück zu kombinieren, Sie werden sehen, daß es nicht nur eine Möglichkeit gibt, dies zu tun. –
Da Sie sich nun sowohl mit Ihrem Becken als auch mit Ihren Armen in alle vier Richtungen bewegt haben, könnten Sie versuchen, sich kreisen zu lassen. – Zunächst mit Becken und Armen getrennt, werden Sie bald die verschiedensten Kombinationsmöglichkeiten finden – und was macht Ihr Kopf dabei? Könnten Sie bei Ihren Versuchen eine Melodie summen – so können Sie sicher sein, daß Sie nicht so verbissen bei der Sache sind.
Sie sehen, es sind Ihnen keine Grenzen gesetzt bei Ihren Entdeckungen.
Vergessen Sie nicht, rechtzeitig alles wieder sein zu lassen. Und bevor Sie jeweils aufstehen, spüren Sie sich immer noch einen Moment im Liegen. – Lassen Sie sich Zeit, um ins Stehen zu kommen. –
Und nehmen Sie einfach wahr, was Sie wahrnehmen.

Der Fantasie sind keine Grenzen gesetzt

Das Lernen leben

Es gibt unzählig viele Bewegungen, die Ihnen, ebenso wie die Bewegungsangebote dieses Buches, die Möglichkeit bieten, Gewohntes zu erkennen, Neues zu entdecken und die Wahl zu treffen.
Jede Bewegung ist auf die ihr eigene Art für diesen Lernprozeß geeignet; alle Bewegungen können dazu dienen, das, was in uns verdeckt ist, aufzudecken, auf daß es uns wieder zur Verfügung steht.
Nach den Anregungen in diesem Buch werden Sie diese Vielfalt vielleicht zunächst in der Begleitung durch einen Lehrer erfahren, dann aber auch auf eigene Faust – bedingt durch die einmal geweckte Neugier, die Sie sich selbst und Ihre Alltagsbewegungen bewußter erfahren läßt. Denn was bietet sich als »Lernmaterial« offensichtlicher an als all die Bewegung, die jeder von uns in seinem Tagesablauf erlebt.
Die Intention eines Lernens nach der Feldenkrais-Methode ist die Anwendung des Gelernten, das Lernen selbst in unserem Alltag.
Ich hoffe, daß Ihnen mein Buch in diesem Sinn eine Anregung ist.

Gewohntes erkennen, Neues entdecken, die Wahl treffen

Zum Nachschlagen

Sachregister

Achtsamkeit 10, 19, 20, 26, 27, 41
Alltag 75
Anforderung 63
Angemessenheit 17, 19, 39
Angriff 24
Angst 22
Anstrengung 14, 17, 18, 39, 63
Art, eigene 9
Atem 58
-technik 32
Atmung 26, 30, 32, 51, 63
Aufmerksamkeit 7, 9, 10, 19, 27, 38, 41, 42
Aufrechtsein 63
Ausdrucksmöglichkeiten 10
Ausgangslage, persönliche 50, 51
äußere Haltung 7

Balance 19,
Becken 53, 55, 56, 62, 66
Befindlichkeit 15
Begrenzung, eigene 20
Behinderung 25
Beschwerden 25, 28
Beweglichkeit 19
Bewegung 7, 15, 35
- denken 42, 70
-, angemessene 17, 19, 73
-, gelebte 33
-, kindliche 38
-, Klarheit der 70

Bewegung
-, Leichtigkeit 62, 73
-, neue 22
-, produzierte 33
-, Qualität der 36
-, ruhige 63, 65
Bewegungsdisziplin 33
Bewegungsform 33
Bewegungsfreiraum 37
Bewegungsmuster 7, 16
Bewegungsschulung 13
Bewußtheit 19, 30, 40, 42
- durch Bewegung 8
Bewußtwerden 28
Blickfeld 40

Denken von Bewegung 42, 70
Differenzierung 39, 65
Differenzierungsvermögen 18, 37
Differenzierungsversuch 33
Drehung 36, 39, 40, 42, 44, 56, 64
»Durchkämmen« 52, 60
Durchlässigkeit 55, 72

Ehrgeiz 14, 39
Eigenart 9, 13
eigene Fähigkeiten 13
eigenes Gewicht 30
eigenes Vermögen 28
Eigenmaß 13
Eigenwahrnehmung 27
Enge 22
Entspannung 34

Entwicklung 13, 14
Erfahrung 10, 27, 50
Erfolg 14
Erholung 35
Erinnerung 27
Erkenntnis 27

Fähigkeit 9, 14, 15, 17, 20, 22, 28, 54
Falten der Hände 21
Fantasie 44
Fehler 22
Feldenkrais-Arbeit 8, 10, 25, 26, 28, 28, 42
Feldenkrais-Lektion 10, 18, 21, 28, 50,
Feldenkrais-Methode 7, 10, 26, 75
Feldenkrais-Seminar 8, 16, 21, 24, 80
Freiheit der Wahl 21
Freiraum, persönlicher 37
Fremdmaß 14
Funktionale Integration 8

Gedanken 27
Geduld 10, 33
Gefühle 27
Geheilt-werden-Wollen 26
Gehen 9, 18, 41, 48, 50, 72, 74,
Gehirn 16, 17, 40
Gelassenheit 24, 33
Gerüst-Bewußtheit 63
Gesamtbefinden 16
Gesamtzustand 7

Gespür 9, 14, 17, 19,
Gewicht 18, 19, 54, 62, 63, 66
Gewichtsverlagerung 18, 51, 53
Gewohnheit 7, 25, 32,
gewohnte Bewegung 16
Gewohntes 21
Grenzen, eigene 17, 26, 40, 45

Haltung 15
-, äußere 7
-, innere 7
Händefalten 21

Ich-Bild 17, 25, 40
Individualität 14
Initiieren von Bewegung 58
innere Einstellung 26
innere Haltung 7, 9
Interessen 13

Kampfkünste, östliche 24
Kinder 24, 38
-, Bewegungen 9
-, Verhalten 28
Kindheit 24
kindliche Bewegungen 9
Klarheit 69
Kleinmut 22
Kommunikation 63
Können, eigenes 22
Kontemplation 28
Konzentration 26
Körperbild 40

Kraftaufwand 18, 19, 35, 39, 62, 72
Krankheit 19
Kreativität 37

Lebensäußerung 7
Lebenserfahrung 27
Lebensgeschichte 13
Lebensmuster 7, 16
Lebensweise 13
Leistung 13, 14
Leistungsdruck 19
Lernen 7, 9, 14, 19, 22, 26, 50, 75
Lernmaß 34
Lernprozeß 8, 10, 26, 28, 75
Lernrhythmus 34
Lernschritte 8, 20, 24
Lernvermögen 25
Liegen 52

Maß, eigenes 14, 60
Maß, fremdes 14
Menschsein 14
Mißbehagen 34
Muskeln 16
Muskeltätigkeit 15
Muster, alte 32
Mut 33

Natürlichkeit 20
Nerven 17
-system 16, 45, 48
Neugier 9
Norm 13, 14

Ordnung des Ganzen 48, 52
Organismus 15

Pausen 10
Potential, eigenes 22
Prozeß, lebendiger 9

Qualitätsempfinden 20

Reaktion 63
-, angemessene 24
Reife 14
Rhythmus 62
Richtungsempfinden 70
Ruhe 24, 28, 35, 63, 65

Sammlung, innere 27
Scheuklappen 37
Schmerz 34, 45, 48
schöpferischer Prozeß 14
Schwerkraft 14, 34, 35, 59, 65
Selbst 27, 28,
- -Bild 17, 25, 40
-beobachtung 26
-betrachtung 28
-erkenntnis 20
Seminar, Feldenkrais- 8, 80
Sich-Aufrichten 24
Sich-bewußt-Werden 27
Situationen, neue 32
Skelett 16
Spannung 34, 35, 62
-, angemessene 34, 35
-, überflüssige 38, 59, 63
Spüren-Können 33

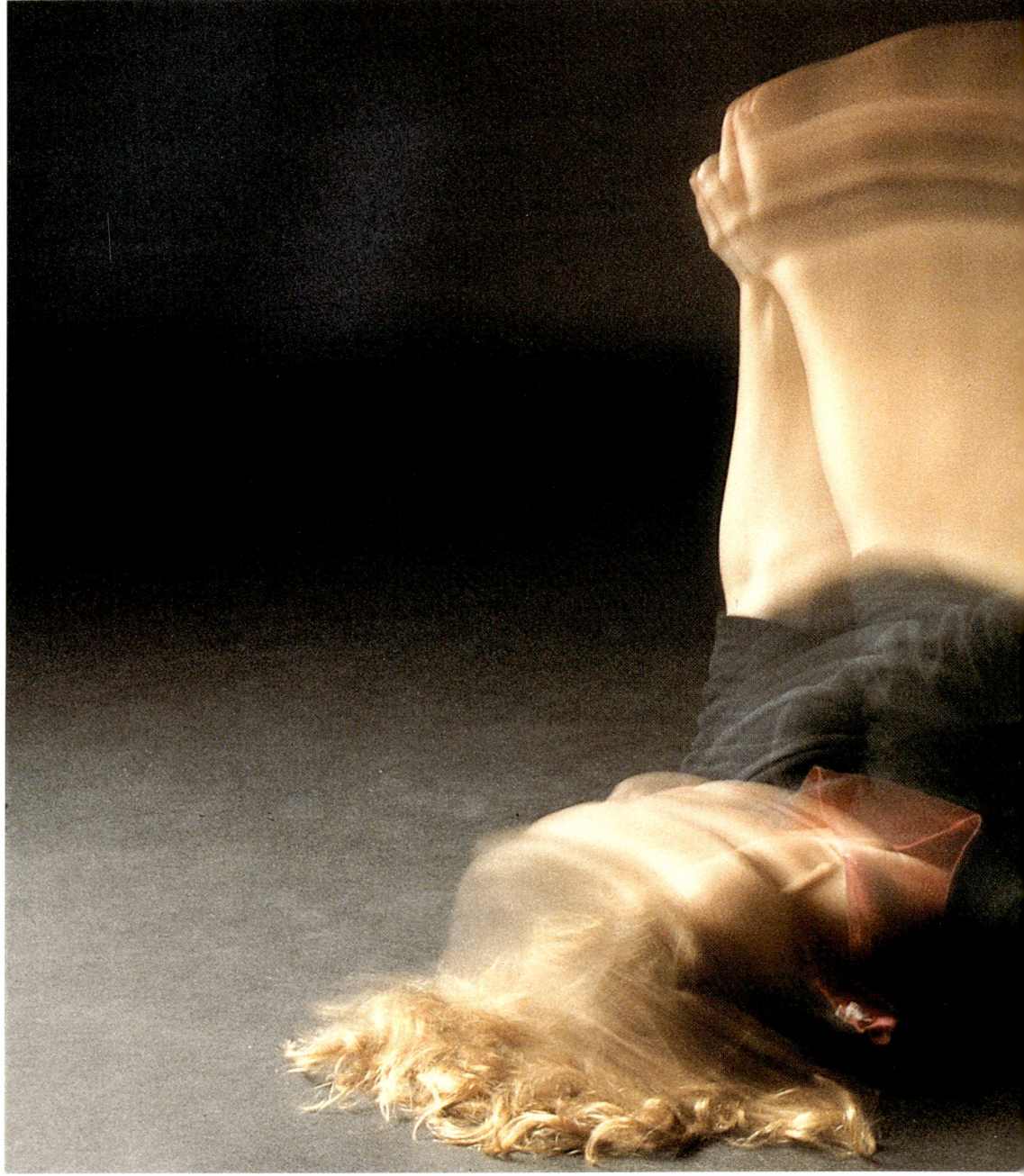